Ute Burhop, Nikola Determann
Susanne Dirks, Rita Schmülling

Mundmotorische Förderung in der Gruppe

Der Berliner Therapieansatz

Zweite Auflage
Mit zahlreichen Abbildungen

Ernst Reinhardt Verlag München Basel

Ute Burhop, Jülicher Str. 5, 13357 Berlin
Nikola Determann, Markgrafenstr. 7, 10969 Berlin
Susanne Dirks, Gaudystr. 11, 10437 Berlin
Rita Schmülling, Am alten Postweg 24 A, 31515 Wunstorf

Die Deutsche Bibliothek – CIP-Einheitsaufnahme

Mundmotorische Förderung in der Gruppe : der Berliner
Therapieansatz / Ute Burhop ... – 2. Aufl. – München ; Basel : E.
Reinhardt, 1998
    ISBN 3-497-01368-4
NE: Burhop, Ute

Printed in Germany

Inhalt

Einführung

Liebe interessierte LeserInnen!

Wir haben dieses Buch für alle BerufskollegInnen in freien Praxen und Institutionen geschrieben, die gerne phantasievoll mit Kindern arbeiten. Selbstverständlich dürfen und sollen sich ebenso KollegInnen angrenzender Berufsgruppen angesprochen fühlen. Wir wollen dazu ermutigen, mundmotorische Förderung auch in der Gruppe durchzuführen, so kunterbunt sie auch sein mag. Obwohl spielerisch, hat unser Ansatz einen therapeutisch-logopädischen Hintergrund und setzt ein *fachspezifisches* Basiswissen voraus. Übungen sollten nur unter Anleitung von Fachpersonal durchgeführt werden.

Auf unserer Suche nach Anregungen und durchführbaren Konzepten sind wir auf vielerlei Theorien und Methoden aus sogenannten Randbereichen (z. B. Edukinästhetik, spieltherapeutische Ansätze, Wahrnehmung, Rhythmik) gestoßen. Wir wünschen uns eine Vernetzung dieser zwar unterschiedlichen, aber nicht konträren Bereiche zu einem Ganzen. Wir sind davon überzeugt, daß wir nur so den speziellen Bedürfnissen unserer Kinder gerecht werden können.

Aufgrund eben dieser Besonderheiten sind wir immer wieder gezwungen, über den logopädischen Tellerrand hinauszublicken und bestehende klassische Konzepte zu erweitern. Ohne den Austausch mit Physio- und ErgotherapeutInnen und die daraus resultierenden Anregungen wäre uns diese erweiterte Sichtweise sehr viel schwerer gefallen.

Der Schwerpunkt liegt auf dem praktischen Teil des Buches. Wir hoffen, hier Möglichkeiten zur problemlosen Handhabung, also zum schnelleren Zugriff einer passenden Übung zu bieten. Vorneweg haben wir unsere theoretischen Grundlagen dargestellt. Der Mittelteil beinhaltet unser Konzept. Vor der Praxis steht natürlich die Diagnostik, die nach unserem Verständnis aber immer in die Praxis miteinfließt, so daß eine Wechselbeziehung besteht.

Jedes Kapitel ist in sich abgeschlossen und soll zum Stöbern einladen. Und wenn Ihnen, liebe LeserInnen, dabei das Wasser im Munde zusammenläuft, so haben wir auch bei Ihnen das (korrekte?) Schlucken lustbetont angeregt!

Unser besonderer Dank gilt: Alexander, Leoni, Peter, Uli, Uwe, Valentin und Willi für ihre Geduld und ihre kreative Unterstützung.

Die Autorinnen

1. Theorie

1.1. Das orofaciale System

Anatomie

Das orofaciale System umfaßt die anatomischen Strukturen des Ansatzrohres. Dazu gehören: Nase, Nasennebenhöhlen, Mundhöhle, Lippen, Gebiß, Zunge sowie harter und weicher Gaumen. Von der Funktion ausgehend, läßt sich die orofaciale Muskulatur unterteilen in

– die mimische Muskulatur,
– die Kaumuskulatur und
– die dem Schluckakt dienende Muskulatur.

Die mimische Muskulatur umfaßt mehr als 20 muskuläre Funktionseinheiten, die Form und Ausdruck des Gesichts beeinflussen. Die mimische Muskulatur ist von Bedeutung wegen

– mimischer Sprechgesten (Lächeln, Staunen usw.),
– der Gestaltung der Mundhöhle (Wangenmuskulatur),
– der Artikulation (Lippenmuskeln)

und stellt damit eine wichtige kommunikative Ausdruckshilfe für körperliche und seelische Empfindungen dar.

Das Schluckmuster

Wir möchten an dieser Stelle auf eine weitere komplexe Funktion des Mundbereiches eingehen. KieferorthopädInnen und ZahnärztInnen sehen im normalen Schluckmuster und seinen Abweichungen einen wesentlichen Faktor für die Ausformung des Gaumens und der Zahnstellung (sowie des Mundschlusses). Wenn man bedenkt, daß in ca. 2000 Schluckvorgängen innerhalb von 24 Stunden jeweils eine Kraft von 1 – 3 kg innerhalb der Mundhöhle ausgeübt wird, kann man sich vorstellen, daß der von den meisten Menschen kaum beachtete Schluckvorgang nicht unterschätzt werden sollte. Das Kauen und Schlucken ist ein komplizierter, feinabgestimmter Vorgang zahlreicher Strukturen und Muskeln. Unterschiedliche AutorInnen nennen bis zu sechs Hirnnerven und 26 Muskeln, die durch das Zentralnervensystem koordiniert werden müssen. Wir verweisen an dieser Stelle auf das bekannte Bild des "Homunculus" (Geschwind 1987), wo Gesicht, Mund und besonders die Zunge im Verhältnis zum übrigen Körper sehr groß repräsentiert sind.

Das Schlucken erfüllt drei wesentliche Aufgaben: die Aufnahme von Nahrung, den Abtransport von Speichel, den Schutz der Atemwege vor Aspiration. Der Schluckakt läßt sich in drei Phasen einteilen:

1. Die orale Phase
2. Die pharyngeale Phase
3. Die ösophageale Phase

Während die erste Phase bewußt ausgelöst und willentlich zu beeinflussen ist, laufen die Phasen zwei und drei mit rein reflektorischen Muskelbewegungen ab. Der Zungen-Ruhelagepunkt (RLP) ist die Voraussetzung für einen normalen Schluckablauf. Hierbei hat das vordere Drittel der Zunge (bzw. die Zungenspitze) lockeren, leichten Kontakt mit dem oberen Zahndamm oberhalb der Schneidezähne (papilla incisiva). Zur besseren Übersicht stellen wir normales und fehlerhaftes Schluckmuster tabellarisch gegenüber (Tab. 1).

Tabelle 1: Normales und fehlerhaftes Schluckmuster (nach Funke et al. 1991)

Normal	Pathologisch
a) Zungenspitze geht an den RLP und drückt hinter die oberen Schneidezähne (im Gebiet der ersten Gaumenfalte) gegen den harten Gaumen.	a) Zungenspitze preßt sich gegen oder zwischen die oberen/unteren Frontzähne oder seitlich gegen/zwischen die Zahnreihen.
b) Zahnreihen werden geschlossen.	b) Zahnreihen meistens offen (frühkindliches Schluckmuster: Kind sucht Kontakt und Stütze an den Lippen).
c) Mittlerer Zungenabschnitt wird an den harten Gaumen angesaugt (es entsteht Unterdruck für den Nahrungstransport).	c) Mittlerer Zungenabschnitt kollabiert, hebt sich nicht, sondern bleibt auf dem Mundboden liegen.
d) Hinterer Teil der Zunge drückt nach hinten/oben gegen den weichen Gaumen – reflektorische Spannung – Abschluß des Nasen-Rachen-Raums – Nahrung gleitet in den Ösophagus.	d) Zunge kann den Schluckvorgang alleine nicht ausführen. Speise wird unter kompensatorischer Mitbewegung der mimischen Muskulatur in den Ösophagus befördert.
e) Kraft, die beim Schlucken entsteht, drückt gegen den harten Gaumen, der dadurch seine kuppelartige Ausformung erhält. Die Wangen und Lippen üben Druck gegen die Zahnreihen aus (führt zu normaler Zahnstellung).	e) Gesamte Zungenbewegung hat Tendenz nach vorn, wobei erheblicher Druck auf die Zahnreihen ausgeübt wird, dies führt zu fehlerhafter Zahnstellung.

Die Zunge, die als Hauptmuskel beim Schlucken "wie ein Kipplaster" arbeitet, verteilt die entstehende Kraft. Sie ist beim abweichenden Schluckmuster gegen oder zwischen die Zähne gerichtet und erschwert somit vielleicht den Zahndurchbruch und/oder schiebt die Frontzähne nach vorne. Eventuell verhindert sie so auch den Lippendruck gegen die Zähne und stört so empfindlich das orofaciale Gleichgewicht. Wird die mimische Muskulatur beim Schlucken kompensatorisch benötigt, kann es dort zu Fehlfunktionen im Hinblick auf zu starke oder zu schwache Spannung kommen.

Es findet also ein Wechselspiel zwischen Form und Funktion statt: Die Form (z. B. des Gaumens) beeinflußt die Funktion der Muskeln, deren Funktion beeinflußt die Form. ("Form determines function and function determines form", Garliner 1989.)

In den Jahren des Wachstums ist also auf eine gute Funktion zu achten, denn, wie Garliner sagen würde: "der Mund wächst so, wie die Mundmuskulatur funktioniert".

1.2. Hauptursachen myofunktioneller Dysfunktionen bei Kindern

Die wichtigsten Ursachen myofunktioneller Dysfunktionen bei Kindern sind:

- orale Habits (z. B. Daumenlutschen, langanhaltende Ernährung mit der Nuckelflasche),
- nicht altersentsprechende Nahrung,
- Störung der taktilen Wahrnehmung,
- cerebrale Bewegungsstörung,
- neurologische Erkrankungen mit myofunktionellen Störungen (z. B. Muskelerkrankungen),
- skelettale Anomalien des Gesichtsschädels oder Teilen davon, besonders des Kiefers und des Gaumens,
- Sondenernährung, z. B. bei Frühgeburten.

Zusätzlich können Medikamente verändernd auf Tonus und/oder Zahnentwicklung wirken und sekundär das Entstehen eines pathologischen Schluckmusters mit Zungenpressen verursachen.

Ebenso können neurologische Erkrankungen mit Beeinträchtigung der Hirnnervenkerne Auswirkungen auf das Zusammenspiel des Mundbereiches haben, da die Muskeln dort von Hirnnerven (V Trigeminus, VII Facialis, IX Glossopharyngeus, XII Hypoglossus; näheres siehe Schalch 1984) versorgt werden.

1.3. Atmung – Haltung – Tonus – Mimik

In diesem Bereich möchten wir nur an einige uns wesentlich erscheinende theoretische Grundlagen erinnern. Wir begnügen uns an dieser Stelle mit einer vereinfachten Darstellung zum Thema Atmung und Haltung und deren gesamtkörperlichen Auswirkungen. Näheres ist in der entsprechenden Literatur nachzulesen (Lodes 1987).

Wir verstehen die *Atmung* als einen autonomen Vorgang, der allerdings in seiner Qualität willkürlich veränderbar ist. Neben ihren lebenserhaltenden Funktionen stellt sie auch eine wesentliche Voraussetzung zur Stimmgebung dar. Wichtigster inspiratorischer Muskel ist das Zwerchfell (Diaphragma). Es trennt den Brust- vom Bauchraum. Seine Kontraktion hat einen Unterdruck im Brustraum zur Folge, wodurch die Atemluft über die oberen Luftwege (Nase oder Mund) angesogen wird. Gleichzeitig verdrängt es durch sein Tiefertreten die Eingeweide, und die Bauchdecke wölbt sich nach außen. Beim Ausatmen entspannen sich die Atemmuskeln. Das Volumen des Brustraumes wird wieder verkleinert, und die vorhandene Atemluft strömt aus. Natürlich sind für diesen Vorgang weitaus kompliziertere Faktoren mitverantwortlich. Unsere Atmung wird jedoch nicht nur von den physiologischen Abläufen bestimmt. Sie unterliegt den ständigen Schwankungen unseres Seelenlebens ebenso wie denen unserer motorischen Aktivitäten. Wir befinden uns also in einem dauernden Wechsel von Anspannung und Entspannung, gespanntem und gelöstem Zustand.

Hier wird auch die Bedeutung unserer *Haltung* sichtbar, die unmittelbar auf die Atemvorgänge einwirkt und mit unseren *Tonusschwankungen* im wahrsten Sinne des Wortes "steht oder fällt". Unsere Haltung schafft eine wesentliche Voraussetzung sämtlicher physiologischer Abläufe, die sie gleichzeitig stabilisiert. Auch sie unterliegt stark unseren seelischen Kräften und reagiert prompt mit einer veränderten Tonuseinstellung in die eine oder andere Richtung, also Spannen oder Lösen.

Ein solches Wechselspiel beeinflußt die Art (Atemtyp) und Häufigkeit unserer Atmung genauso direkt wie auch den ablesbaren Ausdruck unserer Empfindungen, den wir *Mimik* nennen. Die Mimik kann Hinweise auf die Artikulationsfertigkeiten liefern. Die Gesichtsmuskulatur (Wangen, Lippen, Ober-, Unterkiefer) sowie der Zungenmuskel sind maßgeblich an der Artikulation beteiligt, und die Flexibilität dieser Muskeln gibt uns gleichzeitig Auskunft über die mundmotorischen Fertigkeiten (zur Mimik siehe Abschnitt 1.8.).

In den Darstellungen vieler Autoren über die Entwicklung der physiologischen Grundbedingungen aller Körpererfahrungen kommt dem Begriff des multisensorischen Integrationsprozesses große Bedeutung zu. Gemeint ist damit die Fähigkeit des zentralen Nervensystems, sämtliche Reize, vom eigenen Körper ausgehend oder an ihn herangetragen, zu empfangen, auszuwerten und den gegebenen Umständen anzupassen.

Wie sehen nun diese Grundbedingungen im Vergleich zur vorangegangenen Beschreibung bei unseren Therapiekindern aus? Bei den von uns behandelten Kindern ist durch eine Störung des Integrationsprozesses bzw. einer gestörten Entwicklung des neuromuskulären Systems das gesamte Körperbild geprägt. Es zeigt teils einen schlaffen, teils einen überhöhten Tonus. Haltungsschäden, gestörte Atem- und Artikulationsabläufe können die Folge davon sein.

Fehlsteuerungen des zentralen Nervensystems zeigen neben anderen Symptomen nicht selten ein oberflächliches, offenmündiges Atembild, wobei zum einen der Atemvorgang selbst und zum zweiten die unterentwickelte orofaciale Muskulatur verantwortlich sind. Bei einem Teil der Kinder zeigten sich die eingeschränkten Saug- und Schluckfunktionen schon im Säuglingsalter. Die Kinder konnten dadurch bestimmte *sensomotorische Erfahrungen* nicht machen. Sollte es gar zur Sondenernährung kommen, so können Sensibilitätsstörungen im Gesichtsbereich die Folge sein. Außerdem können Schwierigkeiten in der Mutter-Kind-Beziehung entstehen, wenn die Mutter beispielsweise das Kind stillen möchte, was dieses aufgrund seiner Saugschwäche aber nicht leisten kann. In diesem Zusammenhang können Munderfahrungen früh mit Frustrationen verbunden sein.

Neben der Beeinträchtigung vielfältiger funktioneller Vorgänge müssen wir uns demnach einen Blick auf die *Psyche* der betroffenen Kinder freihalten. Der oftmals versteckte Seitenblick im Gespräch sowie ein "Nicht-in-den-Spiegel-sehen-Wollen" verraten uns, daß die Kinder ein Störungsbewußtsein entwickelt haben. Wie wirkt der mimische Ausdruck eines Kindes mit dauernd offenstehendem Mund, mit nassen Lippen und hängenden Wangen? Kinder benennen es oft spontan: "ein bißchen blöd", "immer traurig", "tickt wohl nicht so ganz", "mit der/dem kann man nichts anfangen", "glotz doch nicht so" und vieles mehr. Denkbar sind auch Ermahnungen seitens der Eltern, wie: "Mach doch mal den Mund zu!" oder "Kannst du nicht mal anders dreinschaun?". Hinter all diesen Äußerungen steckt eine gehörige Portion Unsicherheit der Umgebung. Den Schaden, den sie anrichtet, gilt es aufzufangen.

Wir möchten erreichen, daß die Kinder ihren Blick offen zeigen können, nicht zuletzt, um auch die positiven Signale aus der Kommunikation zu erhalten. Wir möchten ihnen helfen, sich zu akzeptieren. Sie sollen entdecken lernen, daß sie mit dem wachsenden Tonus ihren Ausdruck verändern können.

1.4. Zum Zusammenhang von Hand- und Mundmotorik

An dieser Stelle möchten wir den uns wichtigen Zusammenhang zwischen Hand- und Mundmotorik hervorheben, der unserer Meinung nach noch viel zu selten Eingang in die praktische Arbeit mit sprachauffälligen Kindern findet.

Interessanterweise verfügen Kinder mit mundmotorischen Schwächen häufig auch über eine wenig ausdifferenzierte Fingermotorik. Sie wirken ungeschickt bis "patschig". Da sich ungenaue Bewegungsausführungen und ungenaue Spürerfahrung an den Händen gegenseitig bedingen, gehen dem Kind schon in der Phase des Be-Greifens mit den Händen wichtige Informationen, die Eingang in die Sprachentwicklung finden, verloren.

Im Verlauf seiner Entwicklung erlebt das Kind eine fortschreitende Differenzierung der Handmotorik, ebenso wie die der Sprechmotorik. Dies erfolgt durch Reifung der sensorischen und motorischen Gebiete auf der Großhirnrinde, wo die Felder für Gesicht und Hände überrepräsentiert sind. Hieraus wird die höchste Präzision, die die Steuerung der Hand- und Artikulationsmuskeln erfordert, ersichtlich. Die große Zahl der Nervenzellen ist in der Lage, innerhalb von Sekunden den Sprechablauf zu planen und auszuführen. Korrekturen werden meist mit Hilfe anderer Kanäle (auditiv, visuell) fast automatisch durchgeführt. Dies setzt wiederum eine gute Perzeption und Kinästhesie voraus, denn am Sprechvorgang sind bis zu 100 Muskeln beteiligt.

Auf dem landkartenartigen "Homunculus", der Darstellung der Repräsentation der somato-sensorischen und motorischen Einheiten auf der Großhirnrinde, sind Hand- und Mundregion eng beieinander lokalisiert, und es liegt nahe, daß zwischen beiden eine besonders enge Verknüpfung besteht. Hinzu kommt, daß die Kopf- und Halsmuskulatur und die Hände, embryologisch betrachtet, aus einem gemeinsamen Keimblatt entstehen (Sperber 1992). Ein Beispiel für den engen Zusammenhang liefert auch das Saugen des Babys: Der Säugling faustet beim Trinkvorgang seine Hände und führt sie zur Körpermitte. Wird hierbei ein Arm nach außen geführt und die Faust geöffnet, unterbricht das Kind für einen Moment das Saugen (Tonusveränderung). Dies bedeutet als Konsequenz für die Therapie mit sprachauffälligen Kindern, daß die Förderung der Fingerbeweglichkeit und Spürgenauigkeit positive Auswirkungen auf die Mundmuskulatur und besonders die Zungenmuskulatur hat. Wir machen uns also die größeren und damit gröberen Bewegungen der Finger und ihre visuelle Kontrollierbarkeit zunutze, um die Verfeinerung der sprechmotorischen Vorgänge zu erreichen (siehe Abschnitt 2.2.).

1.5. Wahrnehmung

In den letzten Jahren ist für uns der Bereich der Wahrnehmung zunehmend wichtiger geworden. Darin wurden wir auch von unseren KollegInnen aus der Ergotherapie unterstützt, mit denen ein reger Austausch über die Erscheinungsformen der Wahrnehmungsstörungen besteht.

Im Laufe unserer Prozeßdiagnostik stellten wir fest, daß die Mehrzahl der von uns betreuten Kinder Schwierigkeiten hat, Wahrnehmungsreize aufzunehmen, zu selektieren und zu verarbeiten. Dies ist aber notwendig, um entsprechende Informationen zu entnehmen und darauf dann mit adäquaten physiologischen Bewegungsmustern und Handlungsabläufen reagieren zu können.

Dazu gehört der Bereich der *taktilen Wahrnehmung,* das Spüren, ebenso wie der Bereich der *Kinästhesie,* der Sinn für Bewegung, und der Bereich der *Propriozeption,* das Gefühl für die Lage im Raum, wobei Kinästhesie und Propriozeption bei den oralen Funktionen eine besonders wichtige Rolle spielen. Um die fein aufeinander abgestimmten Bewegungen zu kontrollieren und sie gegebenenfalls zu korrigieren, müssen wir einen gut funktionierenden Bewegungssinn (Kinästhesie) und einen empfindsamen Lagesinn (Propriozeption) besitzen. Eine Trennung der Wahrnehmungsleistung von der motorischen Durchführung ist nicht möglich, da die Qualität der sensorischen Funktion in engem Zusammenhang zur Qualität der mundmotorischen Fähigkeiten steht.

Ebenfalls zur Kontrolle, beispielsweise der Hand- und Fingermotorik, und zur Aufnahme von Sinnesreizen der Umwelt wird unsere *visuelle Wahrnehmung* benötigt.

Das *auditive Wahrnehmungssystem* spielt eine wesentliche Rolle in der Sprachentwicklung, und es ist bekanntermaßen für alle Bereiche der Logopädie unerläßlich, seine Förderung in die Therapie mit einzubeziehen.

Erst wenn alle Kanäle der Wahrnehmung zu einem "Strang" gebündelt und miteinander verknüpft werden können, findet die erforderliche *sensorische Integration* statt. Somit versuchen wir, die unterschiedlichen Wahrnehmungskanäle möglichst vielseitig zu stimulieren.

Besondere Bedeutung kommt der Wahrnehmungsförderung auch bei der Therapie der orofacialen Funktionsstörungen zu. Wir benötigen z. B. deutliche taktil-kinästhetische "Meldungen", um unsere Zungenlage zu kontrollieren und sie bei Bedarf in eine entsprechende Richtung zu bewegen. Dies ist wichtig, um die Nahrung im Mund zu spüren, sie hin- und herzubewegen, den Schluckvorgang einzuleiten und nicht zuletzt – um zu sprechen.

Die Mundhöhle ist ein wichtiges Wahrnehmungsorgan, das sich bereits in einem frühen Stadium der vorgeburtlichen Entwicklung als solches herausbildet. Ein Säugling nimmt dann durch sein "Zugreifen" mit dem Mund zum ersten Mal aktiv Kontakt zur Umwelt auf und macht durch das Saugen intensive taktil-kinästhetische Sinneserfahrungen.

Es werden einerseits Geschmacksqualitäten vermittelt: süß und salzig, sauer und bitter, wobei die unterschiedlichen Qualitäten Rezeptoren besonderer Art ansprechen. Schmecken und Riechen gehören eng zusammen und beeinflussen sich gegenseitig (wir riechen etwas Angenehmes zum Essen, und uns läuft daraufhin das Wasser im Munde zusammen). Andererseits übernimmt die Zunge mit ihrer lupenartigen Vergrößerungsfähigkeit Tast- und Erkennungsaufgaben, die zeitlebens vor allem als Schutz- und Kontrollvorrichtung dienen.

Die *orale Stereognose,* d. h. die räumliche Wahrnehmung im Mundbereich, verschafft uns Informationen über die räumlichen Gegebenheiten. Ist diese beeinträchtigt, so kann sich beispielsweise die physiologische Balance zwischen Zungen- und Kieferaktivität nicht ausreichend entwickeln, und es kommt zu motorischen Fehlfunktionen. Die Folge kann ein gestörtes orofaciales Gleichgewicht mit Zungenvorstoß, interdentalem Sigmatismus (Lispeln), ständig offenem Mund und abweichenden Schluckfunktionen sein. Dahan (1985) sieht in einer verbesserten Stereognose eine Schlüsselfunktion zum Erreichen normaler Mundfunktionen.

1.6. Störungsbilder

In diesem Absatz möchten wir die Kinder, die wir in unsere Mumo-Gruppen aufgenommen haben, näher beschreiben. Uns geht es darum, unsere kleinen Patienten mit ihren verschiedenen Erscheinungsbildern darzustellen, denen unterschiedlichste Krankheitsformen zugrunde liegen. Lassen Sie uns einfach einmal die Persönlichkeiten einer morgendlichen Gruppe Revue passieren (alle Namen wurden von uns geändert):

Da kommt *Sigrun* (6 Jahre alt); eigentlich bräuchte sie einen Rollstuhl, denn sie ist am frühen Morgen schon zu schlaff, um sich auf den Beinen zu halten. Schlürfenden Schrittes, mit hängendem Schultergürtel erreicht sie unseren Raum und läßt sich an der Wand entlang auf den Boden gleiten. Im Zwischenfersensitz verweilend, ist sie nicht mehr in der Lage, sich ihre Schuhe auszuziehen.

Ihr offenstehender Mund, die schlaffen Wangen und die starken Brillengläser lassen sie traurig erscheinen. Bis hierher hat sie noch kein Wort von sich gegeben. Unsere muntere Begrüßung motiviert sie, uns zu erzählen, wie es ihr heute morgen geht. Hier wird ihr Sprech- und Stimmbild deutlich. Jegliche Artikulationsbewegung scheint ihr übermäßige Kräfte abzuverlangen. Dabei ist nicht einmal eine dyslalische Komponente erkennbar. Ihre Stimme klingt leise, schwach und nasal. Dies ist auch gar nicht verwunderlich, denn Sigruns Krankheitsbild führt zwangsläufig zu einem gesamtkörperlich schlaffen Tonus, der eine optimale Haltung (ohne Stütze) verhindert. Die Folge davon ist eine flache Atmung und letztlich eine leise Stimme (siehe Abschnitt 1.3.). Ein ebenfalls kraftloses Gaumensegel verursacht dann die Nasalität. Sigrun leidet an einer progredienten muskeldystrophischen Erkrankung.

Ganz anders die *Jana* (7 Jahre alt). Sie kommt hüpfend, selten gehend, den Flur entlang. Gut, daß Sigrun schon da hockt. Sigrun, als Janas direkter Bezugspunkt, ist ganz wichtig. Indem sie Sigrun die Schuhe auszieht (das tun wir übrigens alle), kann Jana sich Blickkontakten und sprachlichen Forderungen entziehen. Überhaupt ist Jana eher handelnd als verbal kommunizierend.

Schwierig wird es für sie in der kompletten Gruppenrunde, in der wir im Kreis auf dem Boden sitzen und uns alle im Blick haben. Sie zeigt sich durchaus interessiert am Geschehen, reagiert jedoch auf direktes Ansprechen, vor allem mit Aufforderungscharakter, völlig schüchtern. Dann sackt sie förmlich in sich zusammen, senkt ihren Blick und wendet sich schützend, aber auch verlegen lächelnd zur Seite. So steckte sie anfänglich in einer Zuschauerposition, aus der sie sich peu à peu herauswagte und sich inzwischen über ihre Erfolgserlebnisse freuen kann. Bei alledem ist kaum ein Wort von ihr zu hören; dennoch haben wir ihre volle Aufmerksamkeit. Janas Erscheinungsbild ist durch eine Gesichtsschädelanomalie geprägt, begleitet von einer Hörstörung, die beidseitig mit Hörgeräten versorgt ist.

Mit *Erdal* stellen wir einen achtjährigen hübschen Jungen vor, der auf vielfältige Art und Weise besticht. Geschickt versteht er es, uns allesamt stets aufs neue reinzulegen oder auszutricksen, jedoch auf eine so charmante Art, daß wir ihm kaum etwas verübeln können. Er ist ein fröhliches und auch sehr mutiges Kind.

Erdal gehört zu den Kindern, denen bewußt ist, daß sie einen Sonderschulweg gehen. Er ist in seinem Lernverhalten verlangsamt und hat eine Hemiplegie, mit der er jedoch selbständig umgehen kann. Sein zweisprachiges Aufwachsen scheint uns nicht der Grund für seine Dyslalie zu sein. Vielmehr denken wir dabei an eine orofaciale Schwäche als Ursache. Er wirkt im Mundbereich hypoton; dies zeigt sein meist offener Mund. Außerdem trägt er eine zahnregulierende Klammer. Sein immer wieder auftretendes Stottern läßt uns Erdals sehr sensible Wesenszüge erkennen. Er gehört übrigens auch zu den Kindern, die noch mit acht Jahren ab und an vor dem Schlafengehen die Nuckelflasche bekommen.

"Und jetzt kommt *Klausi Stanzer!!!*" tönt es uns entgegen. Die Äußerung klingt temperamentvoll und dient sicher der Eigenmotivation, steht aber im Gegensatz zum eher langsamen, bedächtigen Sprecher. Obwohl schon 14 Jahre alt, wirkt er noch recht kindlich; passend hierzu ist die hohe Stimme. Er ist zwar viel älter als die anderen Kinder, hat aber zu ihnen einen guten Kontakt und läßt sich mitreißen. Viele Übungen bereiten ihm in der Ausführung sichtlich Mühe. Er hat starke Wahrnehmungsstörungen, so gut wie kein eigenes Körperschema und ist auch gerade im orofacialen Bereich sehr dyspraktisch. Er braucht sehr viele verschiedene Hilfestellungen bei der Durchführung von Übungen (z. B. Zunge nach oben – wo ist oben?), läßt sich aber immer wieder motivieren. Er bringt uns immer wieder dazu, über die Grundvoraussetzungen von Motorik und Bewegungskoordination nachzudenken.

Andererseits kann er sich auch verbal distanzieren, und seine an Wortkargheit grenzenden Bemerkungen sind manchmal erfrischend trocken. Er ist sehr verläßlich und unterstützt unaufgefordert die gehbehinderten Kinder, was ihm die Kontaktaufnahme mit diesen Kindern ermöglicht. Er gewinnt dadurch die Akzeptanz von Kindern und Erwachsenen.

Was mag *Raffael* heute dabeihaben? Wird es uns gelingen, es in dieser Therapiestunde einzusetzen? Raffael besticht durch sein Temperament und seinen Ideenreichtum – und natürlich durch den immer wechselnden Inhalt seiner Hosentaschen. Er ist ein Sammler, Forscher, Zauberer, der unermüdlich damit beschäftigt ist, Dingen auf den Grund zu gehen.

In der Gruppensituation ist er einerseits Motor und andererseits Wirbelwind. Seine ständige Energie überrumpelt die anderen Kinder, und wir kommen des öfteren nicht daran vorbei, ihm Grenzen zu setzen. KennerInnen ahnen schon die zugrundeliegende Problematik: eine Teilleistungs-Störung mit Schwerpunkt auf Reizselektion und Konzentration. Hinzu kommt eine Vergrößerung nahezu aller Extremitäten sowie der Zunge (Makroglossie). Raffael hat auch Probleme bei der Bildung der Zischlaute, und seine vergrößerte Zunge führte zur Verzögerung des Zahndurchbruchs.

Bei der Durchführung unserer Übungen ist Raffael geschickt, er sucht von sich aus eigene Variationsmöglichkeiten und steigert für sich den Schweregrad. Hierdurch wird er auch oft Modell für die anderen Kinder. Er ist ein mutiges Kind und kann schnell Kontakt zu anderen herstellen.

1.7. Therapeutische Ansätze im Bereich des orofacialen Systems

Wir möchten an dieser Stelle aus der Fülle der Konzepte die Ansätze kurz vorstellen, die uns für unsere Arbeit Ideen und Anstöße gegeben haben.

1.7.1. Myofunktionelle Therapie nach Garliner

Die myofunktionelle Therapie nach Garliner besteht, so wie sie in Deutschland verbreitet wird, aus folgenden Schwerpunkten:

- Muskelübungen,
- Schlucktherapie,
- Training für das Unterbewußtsein, um das neue Schlucken zu automatisieren.

Die Übungen bestehen zum Teil aus einer isolierten Bewegung, die häufig wiederholt werden muß. Sie sind sehr schematisch, klar strukturiert und aufeinander aufbauend. Häusliches Üben wird vorausgesetzt und soll die Therapie unterstützen.

Das Therapieprogramm ist auf "Regelkinder" abgestimmt und kann für Erwachsene abgewandelt werden. Als Ziel wird die effektivere, rezidivfreiere Behandlung von hartnäckigen Lautbildungsfehlern (Dyslalien) und hier besonders die der Zischlautstörungen (betrifft die Laute /s/, /sch/ und /ch/) formuliert.

Aufgrund unserer gänzlich anderen Zielgruppe haben wir für uns natürlich auch andere Ziele erarbeitet. Wir beginnen auf einem sehr viel niedrigeren mundmotorischen Niveau, und ein Hauptziel stellt der Abbau von Ängsten und Frustrationen bezüglich des Mundbereiches dar. Uns ist wegen der Grunderkrankung eine "Reparatur", das heißt Normalisierung, häufig nicht möglich (beispielsweise bei Kindern mit einer Muskeldystrophie). Nicht selten geht es schlicht um die Verzögerung eines progredienten Prozesses. Die Kinder sollen eine genauere Wahrnehmung, größere Beweglichkeit und Koordination der beteiligten Muskelgruppen erfahren. Zudem sollen sie ihre Kommunikationsmöglichkeiten erweitern. Unsere Schwerpunkte liegen auf folgenden Aspekten:

- spielerisches Angebot,
- Einbeziehung von Randbereichen, z. B. Wahrnehmung, Grobmotorik, Feinmotorik,
- Kommunikationsförderung,

– soziale Kompetenz,
– Randomisierung und Wiederholung von Übungsschwerpunkten.

Das Erreichen des korrekten "Ruhe-Lage-Punktes" (nach Garliner) – bei uns "Zauberpunkt" – stellt für uns einen großen Erfolg dar, der erst nach vielen vorbereitenden Übungen eintreten kann.

Häusliche Übungen sind bei unseren Kindern nicht immer selbstverständlich möglich und auch nicht gewünscht. Wir sind der Meinung, daß die meisten Eltern kaum ihrem Elternanspruch gerecht werden können, und deshalb wollen wir sie nicht auch noch zu Co-Therapeuten machen. In der freien logopädischen Praxis fordern Eltern und Kinder manchmal Hausaufgaben. Die Eltern können hier durch den häufigen Kontakt gut mit einbezogen werden. Die Hausaufgabe besteht dann aus einem Spiel, und es wird deutlich gemacht, daß das Spielen im Vordergrund stehen soll und nicht das Verbessern einer Funktion.

Die klassische MFT nach Garliner diente uns als Inspiration und Vorlage. Sie gibt uns mit ihrer vorgegebenen, sinnvollen Struktur Orientierung für die Planung von weiteren Lernschritten in einem großen Zeitraum und ist als Gerüst sehr hilfreich.

1.7.2. Orofaciale Regulationstherapie nach Castillo-Morales

Rodolfo Castillo-Morales hat einen ganzheitlichen Ansatz entwickelt, der unter Einbeziehung des ganzen Körpers (besonders der Hände und Füße) sensomotorische Störungen im Bereich des Gesichtes, des Mundes und des Rachens behandelt. Besonderes Augenmerk richtet er auf die Funktionsverbesserung der Nahrungsaufnahme.

Er möchte über Funktionsverbesserungen eine Veränderung der Form und die Herstellung eines Gleichgewichtes erreichen. Die von ihm angestrebte Veränderung läßt sich oft durch die Beeinflussung der Körperhaltung in die Wege leiten. Als Behandlungstechniken benutzt er Berührung, Streichen, Zug, Druck und Vibration. Auf gezieltes Schlucktraining wird verzichtet, denn es wird versucht, andere Kanäle zu aktivieren, die dann das Schlucken auslösen. So wird oft fern vom Mund etwas für den Mund getan.

Castillo-Morales bezieht die PatientInnen immer mit ein und gibt ihnen – für uns immer beispielhaft – viel Zeit für eine eigenständige Reaktion.

Im Gegensatz zu Castillo-Morales arbeiten wir mit unserem Mundmotorik-Konzept ausschließlich in der Gruppe. Wir verzichten sehr oft auf direktives Herangehen und benutzen auch wenig taktile Stimuli, um die Kinder zunächst nicht so direkt auf ihre Schwachstellen hinzuweisen, sondern andere Fähigkeiten zu fördern und uns dann nach und nach dem mundmotorischen Problem zu nähern. Eine Frühförderung, wie sie Castillo-Morales berechtigterweise befürwortet, haben wir bisher nicht durchgeführt.

1.7.3. Neurofunktionelle Reorganisation nach Padovan

Nach Beatriz Padovan sind sämtliche Sprach- und Sprechstörungen auf eine tieferliegende Schädigung des zentralen Nervensystems zurückzuführen. Diese sind im Verlauf der ganzkörperlichen Bewegungsentwicklung nachvollziehbar. Der Therapieansatz beruht auf der "Nachreifung" des ZNS durch erneutes Durchleben der frühen Bewegungsphasen. So soll es zu einer "neurofunktionellen Reorganisation" kommen, die durch Basisübungen angeregt wird. Das auf die Basistherapie folgende "myotherapeutische Training" beinhaltet die Bereiche Atmung, Saugen, Kauen und Schlucken, wobei ein rhythmisches Saugprogramm dem eventuell starken Lutschbedürfnis entgegengesetzt wird. Hier setzt sich Padovan deutlich von Garliner ab, indem sie statt verhaltenstherapeutischer Programme ein homöopathisches Prinzip (Gleiches mit Gleichem zu behandeln) anwendet.

Auch Padovan arbeitet unserem Wissen nach wenig mit Gruppen. Für uns ist aber genau dies inzwischen zu einem sehr wichtigen Element unseres Therapieansatzes geworden. Dagegen spielen in unserer Arbeit am orofacialen System frühe Bewegungsmuster, deren erneute Durchführung in der Therapie von Padovan beschrieben wird, eine eher untergeordnete Rolle. Wir nehmen auch Abstand von einem eher festen Programmablauf, wie ihn Padovan vertritt, da wir sehr gute Erfahrungen mit unserem klientenzentrierten Ansatz gemacht haben (siehe Abschnitt 2.2.2.).

1.7.4. Heidelberger Gruppenkonzept für myofunktionelle Störungen (Grums)

Das von Barbara Lleras und Lisa Müller entwickelte Heidelberger Gruppenkonzept für myofunktionelle Störungen (Grums) bezieht die Interaktion zwischen Kindern als motivierendes Element bewußt in die Therapie mit ein. Wir fühlten uns bei Erscheinen des ersten Artikels (1993) unterstützt und in unserer praktischen Ausrichtung bestätigt. Das Konzept ist überwiegend auf die Arbeit mit Vorschulkindern ausgerichtet und beinhaltet neben sensorischen Übungen für das orofaciale System auch eine Förderung der Grobmotorik und hier insbesondere das Überkreuzen der Mittellinie zur Stimulierung beider Gehirnhälften. Weitere Schwerpunkte liegen in der

- Verbesserung der oralen Wahrnehmung und der Artikulation,
- Regulierung von Haltung, Bewegung und Koordination,
- Stabilisierung des Sozialverhaltens,
- Sprachförderung.

Bei allen Übungen ist den Autorinnen der gemeinsame Spaß sehr wichtig, denn so gelingt den Kindern das Lernen leichter, und eventuell schon aufgebautes Störungsbewußtsein bzw. geringe Frustrationstoleranz werden aufgefangen. Es ist daher nicht verwunderlich, daß im Grums-Konzept auf ein Schlucktraining verzichtet wird und die Förderung anderer Begleitaspekte wie z. B. Wortschatz wichtiger ist.

Beiden Konzepten ist in erster Linie gemeinsam, daß die Therapie Spaß machen soll und daß beide Ansätze die Arbeit mit Kindergruppen betonen. Ein Unterschied zum Konzept der Autorinnen Lleras und Müller besteht darin, daß wir mit Vorschul- und Schulkindern arbeiten. Außerdem ist es uns mit diesem Therapieansatz möglich geworden, sowohl mit Kindern mit neurologisch bedingten Störungen (und oft sekundär bedingten Verhaltensauffälligkeiten) als auch mit Kindern mit rein funktionellen Störungen zu arbeiten. Wir betonen in unserem Konzept eher die Ausdifferenzierung der (Finger-)Feinmotorik, während Grums viel mit der Grobmotorik arbeitet. Unsere Arbeit in Großthemen, die unser Berliner Modell mitgeprägt hat, ist eher ein methodischer Unterschied zum therapeutischen Ansatz der Grums. Hausaufgaben spielen in unserem Modell eine sehr geringe Rolle, während der Grums-Ansatz darauf größeren Wert legt.

1.8. Sprach- und Sprechstörungen als Kommunikationsstörungen

Eine Störung im orofacialen Gleichgewicht kann nicht nur mit einer Störung des Sprechens, sondern auch der Kommunikation einhergehen. Ausgehend von einem Kommunikationsmodell (Frey 1989) ist dies nachzuvollziehen:

Sowohl die "Sprecher" als auch die "Hörer" gehen mit ihrem individuellen Vorwissen, ihrer Absicht oder ihrem Ziel, ihrer Einschätzung der Situation des Kommunikationspartners und nicht zuletzt mit ihrer eigenen inneren und äußeren Situation in die Kommunikation.

So könnte es unter Umständen sein, daß in einer Zweierkommunikation die eine Person aufgrund mangelnder mimischer Ausdrucksfähigkeit nicht in der Lage ist, Sympathie bzw. Antipathie adäquat bzw. verständlich zu bekunden, oder globaler: die jeweilige Befindlichkeit über die Mimik nicht ausreichend verdeutlichen zu können (z. B.: entweder eine starre, maskenartige Mimik oder stark verzerrte mimische Bewegungen, wie wir sie oft bei Zerebralparetikern finden).

Die Mimik spielt in Kommunikationssituationen bei der Übertragung von Informationen zusätzlich zur Sprache und Körperhaltung, zum Stimmklang und zur Gestik eine entscheidende Rolle. Durch eine nicht aussagekräftige Mimik kann also eine Störung der Kommunikation entstehen, die sich auf das Kommunikationsverhalten, die psychische Situation, aber auch auf die Sprachentwicklung insgesamt auswirken kann.

Wir haben beobachtet, daß die Auffälligkeiten im Mundbereich bei unseren kleinen Patienten selten isoliert, sondern oftmals verbunden mit anderen körperlichen Beeinträchtigungen, aber auch mit Störungen der Sprachentwicklung, des Sprechverhaltens, des Verhaltens insgesamt und im Selbstkonzept auftreten. Wir fragten uns, ob ein Teil dieser Beeinträchtigungen nicht sekundär aus einer Störung der Kommunikation resultiert, welche etwa wiederum in der frühen Eltern-Kind-Beziehung entstanden sein könnte.

So ist z. B. bekannt, daß ein Teil der mimischen Muskulatur bereits kurz nach der Geburt seine "Arbeit" aufnimmt und zur Kommunikation mit den ersten Bezugspersonen wesentlich beiträgt. Liegt hier eine Störung vor, so daß ein Säugling zum Beispiel mimisch wenig auf mütterliche/väterliche Ansprache reagieren kann, so liegt es nahe, daß dies zu einer Frustration der Eltern führen kann, was wiederum ihr Kommunikationsverhalten und in letzter Konsequenz auch die frühen Erfahrungen des Kindes mit Kommunikation beeinflußt. Im besten Falle gehen wir nun davon aus, daß sich eine Veränderung an einem Punkt des Systems, nämlich die Verbesserung der mundmotorischen Fähigkeiten, durchaus auf das gesamte System auswirkt und die Kommunikation erleichtern kann.

Dazu gehört unserer Meinung nach selbstverständlich auch, den Kindern zu ermöglichen, Kommunikation positiv zu erleben, was wir mit unserer Herangehensweise (siehe Abschnitt 2.2.3.) immer wieder zu erreichen versuchen.

2. Konzept

Unser Konzept wird einerseits von den institutionellen Rahmenbedingungen (der Schule) sowie andererseits den von uns beeinflußbaren Therapieprinzipien und der Stundengestaltung bestimmt.

2.1. Rahmenbedingungen

Schulen für Körperbehinderte in Berlin haben einen Bildungsauftrag innerhalb eines festen Rahmenplans, der sich an den verschiedenen kognitiven Leistungen der Kinder orientiert. In unserem Fall gehören die TherapeutInnen zur Abteilung Gesundheit und sind "Gäste" in den Schulräumen. Durch die unterschiedlichen Zielsetzungen der beiden Bereiche kommt es immer wieder zu Diskussionen bezüglich der Prioritäten. Eine Frage könnte lauten: "Mittwochs morgens Mathe-Unterricht oder Mumo-Gruppe?" Durch den Kontakt mit den verschiedenen Berufsgruppen (LehrerInnen, ErzieherInnen, BetreuerInnen) und ihren ganz unterschiedlichen Sichtweisen und Handlungsmöglichkeiten entsteht aber auch ein facettenreiches Bild des Kindes.

Im Rahmen des Ganztagsschulbetriebes finden natürlich Ausflüge, Feste oder auch Aufführungen statt. Dafür muß eventuell einmal eine Therapiestunde ausfallen, oder die Vorbereitung einer Aktivität wird von uns therapeutisch genutzt.

Nicht zuletzt aus Kapazitätsgründen mußten wir die Therapie in der *Gruppe* durchführen – für viele KollegInnen in ähnlichen Institutionen und Praxen sicher ein bekanntes Phänomen. Wir wollten uns bei unseren Vorüberlegungen jedoch nicht ausschließlich von solchen strukturellen Gegebenheiten leiten lassen und überlegten, welche Vorteile eine Gruppentherapie für die Kinder bringen könnte.

Die Gruppe vermindert im Vergleich zur Einzeltherapie den Druck der gestellten Anforderung: Das weniger mutige Kind kann abwartend beobachten und später seine Ideen einbringen. Die TherapeutIn ist nicht auf die "Reaktion" eines bestimmten Kindes angewiesen. Mutige Kinder können Modell sein und erleben Bestätigung für ihre Fähigkeiten – für Kinder mit so vielfältigen Beeinträchtigungen ein tolles (seltenes) Gefühl! Eine kleine Portion Konkurrenz und Vergleiche, ebenso wie das gemeinsame Gruppenerlebnis, motivieren alle. Regeln und Grenzen werden von den Kindern leichter akzeptiert. Im Gegensatz zur Einzeltherapie liegt der Schwerpunkt in der Gruppe auf der Interaktion der Kinder untereinander. Die Kinder tauschen ihre Ideen aus und erleben sich als Modell für die anderen Kinder aus der Gruppe. Dieser Prozeß käme in einer Erwachsenen-Kind-Dyade nicht zustande!

Im Sinne einer für uns optimalen Förderung finden die Gruppentherapien *dreimal wöchentlich* statt und dauern maximal 30 Minuten. Durch unsere unterschiedlichen Arbeitszeiten ergibt sich jeweils eine andere TherapeutInnenbesetzung. Wir arbeiten im Regelfall zu zweit. Da wir aber einmal pro Woche zu dritt dabei sind, ist regelmäßiger Kontakt gewährleistet. Die Dreierbesetzung nutzen wir zu aufwendigeren Spielen, die voraussichtlich mehr Hilfestellungen erfordern, oder auch zur Durchführung von Videoaufnahmen. Im Dreierteam werden die Stunden vorbereitet. Zum einen ist die gemeinsame Therapievorbereitung anregend und effektiv. Verschiedene Beobachtungen werden miteinander verglichen, analysiert und aufbauende Schritte beraten und vorbereitet. Neben der gemeinsamen Reflexion bietet diese enge und intensive Form der Zusammenarbeit außerdem die Möglichkeit der kollegialen Supervision. Zum anderen erfordert die Therapie besondere Hilfestellungen, nicht zuletzt wegen der Vielfältigkeit der Zusatzbeeinträchtigungen:

– Haltungskontrollen,
– Aufmerksamkeitslenkung,
– differenziertes Anbieten des Materials und Umgang damit,
– besondere Beobachtung und individuelle Rückmeldung, ggf. Korrektur,
– Beobachten von Gruppenprozessen (begeistern, ermutigen, trösten, schimpfen).

Große Hilfe erhalten wir auch durch die Möglichkeit des *interdisziplinären Austausches* mit PhysiotherapeutInnen und ErgotherapeutInnen.

Bei der Zusammensetzung der Gruppen legen wir inzwischen Wert auf *Heterogenität*. Sie betrifft folgende Parameter:

– Alter,
– Entwicklungsstand,
– Temperament und Tempo,
– grobmotorische Fähigkeiten und Körpertonus,
– Frustrationstoleranz,
– Sozial- und Kontaktverhalten,
– kognitive Fähigkeiten,
– Selbständigkeit,
– sprachliche Kompetenz.

Wir haben die Verschiedenartigkeit der Kinder zum überwiegenden Teil als bereichernd empfunden. Es entstand dadurch eine große Lebendigkeit, im Gegensatz zu der bei Mundmotorikübungen in der Einzelsituation leicht auftretenden Monotonie.

Der Raum, in dem die Therapien stattfinden, ist relativ *reizarm,* und wir achten darauf, daß es auch so bleibt. Jedes Kind bringt mit seiner individuellen Persönlichkeit Anregungen für die Gruppe mit in den Raum. Zusätzliche Materialanhäufungen würden zum einen vom Geschehen an sich und zum anderen vom gemeinsamen Agieren ablenken. Gerade Kinder mit einer gestörten Reizselektion sind mit der allseitigen Interaktion vollauf beschäftigt.

Die einzelnen Gruppen laufen über einen Zeitraum von ein bis zwei Jahren. Nach Ablauf dieses Zeitraums hatten die Kinder durchaus "Erfolge" bezüglich ihrer mundmotorischen Fähigkeiten erzielt, obwohl natürlich noch genug zu verändern gewesen wäre. Vor allem in ihrem psycho-sozialen Verhalten innerhalb der Gruppe veränderten sich die Kinder: Sie fanden ihre Rolle, fühlten sich zugehörig, sorgten für sich und andere. Wir könnten jede Gruppe noch ewig so weiterführen (auch diese Überlegungen sind sicherlich jeder/jedem TherapeutIn bekannt), doch auch wir mußten/müssen unserer Warteliste gerecht werden. Außerdem ist der Abschluß einer Therapie nach jahrelanger Behandlung durchaus wünschenswert.

Auch in der freien logopädischen Praxis ist der von uns entwickelte Therapieansatz sehr gut zu verwirklichen. Die spielerische Herangehensweise erleichtert auch ansonsten regelentwickelten Kindern den Zugang zu mundmotorischen Übungen und bildet oft die Grundlage zu einer gezielten Artikulationstherapie. Hier müssen oft Personalschlüssel und Häufigkeit der Therapieeinheiten modifiziert werden. Dabei hat es sich als besonders günstig erwiesen, die Kinder einmal in der Woche in der Gruppe mundmotorisch zu fördern und ein zweites Mal eine logopädische Einzeltherapie durchzuführen. Oft tritt interessanterweise das Phänomen auf, daß Kinder, die vorher in der Einzeltherapie Übungen für die Mundmuskulatur ablehnten, bestimmte Spiele, die in der Gruppe durchgeführt wurden, nun einzeln wiederholen möchten.

2.2. Stundenmethodik

2.2.1. Exemplarischer Stundenablauf

A. Einführungsrunde
Wir begrüßen die Kinder und geben ihnen Raum, uns und den anderen Kindern mitzuteilen, was sie gerade bewegt und beschäftigt.

B. Erarbeitung einer Übung oder eines Themas

C. Entspannung
Wir planen solche Sequenzen dann ein, wenn wir annehmen können, daß die Übungsinhalte den Kindern besondere Konzentration und Anstrengung abverlangen. Entspannung kann einerseits ein motorisches Abreagieren sowie andererseits eine Ruhephase mit kurzer Geschichte, Phantasiereise oder leiser Musik bedeuten.

D. Abschluß
Unser abschließendes Ritual mit Versen, Reimen, Fingerspielen oder Bewegungsliedern ist für die Kinder ein deutlicher Hinweis auf das nahe Stundenende und rundet das Gruppengeschehen auf lebendige Weise ab. Das Beibehalten ein und desselben Fingerspiels über mehrere Wochen hinweg ermöglicht den Kindern einerseits, das notwendige Geschick zur Durchführung zu entwickeln, und bedeutet andererseits ein verläßliches, immer wiederkehrendes Element der Gruppentherapie.

Was sich als spannend und hilfreich erwiesen hat, ist das Arbeiten in "Rahmenthemen". Wir kreierten eine "Dinosaurier-Phase", eine "Indianer-Phase" u. v. m. So werden grundlegend eher trockene Übungen zu Phantasiespielen, die häufig durch die entsprechende Handpuppe als Besucher (z. B. aus dem Land der Dinos) eingeführt werden. Wir gestalten dann auch den Raum ein wenig dem jeweiligen Thema angemessen. Wie bereits erwähnt, verzichten wir auf eine disziplinierte Übungsatmosphäre am Tisch und sitzen statt dessen im Kreis auf dem Fußboden (siehe Abschnitt 2.2.4.).
Als "Bonbon" schneiderten wir für jedes Kind ein eigenes "Säckchen" (s. Abb.), in dem es Strohhalm, Feder, Spatel, Pusteauto u. a. verwahrt. Zum einen ist es motivierend, Eigentum zu besitzen, das einen begleitet. Zum anderen waren wir es leid, ständig neue Strohhalme und Spatel einzusetzen (auch um den Umweltaspekt zu berücksichtigen). Diese Säckchen kann jedes Kind am Ende der 1 1/2 – 2 Jahre mit nach Hause nehmen (auch zwischendurch mal für die Sommerferien).

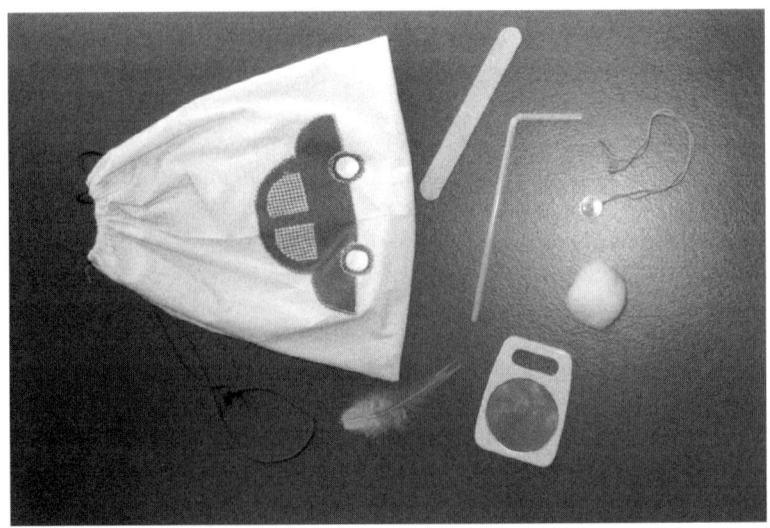

Eltern berichten uns, daß Kinder ihnen die Materialien ohne Aufforderung zu Hause vorführten und vereinzelt auch noch lange nach Abschluß der Therapie damit spielten.

2.2.2. Kindzentrierter Ansatz

Chancen und Grenzen in der Mumo-Gruppe

Im Rahmen unserer praktischen Tätigkeit als Logopädinnen sind wir in der Arbeit mit "verhaltensauffälligen", schwierigen Kindern – wie immer sie sich uns auch zeigen – schnell an unsere logopädischen und persönlichen Grenzen gestoßen.

Aufgrund ihrer oft von Frustration und Überlebensangst gekennzeichneten Geschichte haben viele der von uns behandelten Kinder Überlebensstrategien entwickelt, die die Kommunikation und auch zielgerichtete Übungen mit ihnen erschweren. Der personenzentrierte Ansatz in der psychotherapeutischen Arbeit mit Kindern bietet die Chance, die Bedürfnisse des Kindes zu erkennen und somit sein Handeln zu verstehen. Dies schafft Möglichkeiten, die *vorhandenen Fähigkeiten* (Ressourcen) zu nutzen, um das Kind zu stärken, anstatt auf die Defizite zu schauen und diese zu betonen.

Neben den von Rogers (1987) postulierten Basisvariablen des therapeutisch wirksamen Verhaltens der unbedingten Zuwendung, der Empathie und der Selbstkongruenz gelten in der Kindertherapie noch zusätzliche Parameter (Schmidtchen 1989):

– Akzeptanz und Freundlichkeit,
– Wachheit und Momentzentriertheit,
– Ruhe und Zuversicht,
– Regulierung der interpersonalen Distanz,
– Reflexion von Gefühlen, Spiegelung der kindlichen Handlungen.

In diesen schlagwortartigen Anforderungen an KindertherapeutInnen stecken trotz ihrer vermeintlichen Simplizität im therapeutischen Alltag viele Tücken, denn bei der genauen Analyse der kindlichen Bedürfnisse spielt uns unsere persönliche Wahrnehmung, geprägt durch unsere Kindheitserfahrungen und unser Selbst- und Weltbild, nicht selten einen Streich.

Hinzu kommt in unserem Fall noch speziell die Gruppensituation. Hier treffen mehrere Kinder mit den unterschiedlichsten Ressourcen, Bedürfnissen und objektiven Schwierigkeiten aufeinander. Personenzentriertes Eingehen auf ein Kind bedeutet immer einen Drahtseilakt im Hinblick auf die Gruppe, und wir stehen immer vor der Frage: Wieviel Raum darf sich ein Kind nehmen? Wieviel gestehen wir ihm zu? Wann geraten andere zu sehr ins Hintertreffen? Als besonders schwierig haben wir dies erlebt, wenn wir das Kind auch einzeln betreuen und dann in der Gruppensituation in einen Interessenkonflikt zwischen Kind und Gruppe geraten. Dies kann für den therapeutischen Prozeß sehr wichtig sein, stellt für die Therapeutin aber sicherlich einen Streßfaktor dar. Hier helfen gute personelle Besetzung und kollegiale Supervision, so daß man genaue Absprachen treffen kann, die gegenseitig entlasten. Durch den personenzentrierten Ansatz kommen wir aber auch immer wieder in Konflikt mit unseren logopädischen Übungszielen. Wir wollen nicht nur das Kind in seinem Selbstbild stärken, wir wollen auch seine mundmotorische Kompetenz und seine Sprache fördern. Es stecken also auch mindestens zwei Ziele in dieser Therapie, die sich nicht ausschließen, aber auch nicht immer unbedingt organisch ergänzen. Situationsgerecht müssen wir uns entscheiden, welches Ziel gerade Vorrang hat, und dementsprechend unser Verhalten variieren. Unserer Erfahrung nach können die Kinder Verhaltensvarianten gut tolerieren, wenn sie für sie klar und einsichtig sind. Dies erfordert Klarheit und auch konsequentes Verhalten des/der TherapeutIn bei gleichzeitiger Wertschätzung und Akzeptanz des kindlichen Verhaltens.

2.2.3. Rollenspiel/Handpuppen

Wir haben in unserer Arbeit bereits unterschiedlichste Vorgehensweisen beschrieben, deren methodische Aufbereitung eine bedeutende Rolle einnimmt. So ist für uns das Rollenspiel aus unserem therapeutischen "Handwerkskoffer" nicht mehr wegzudenken.

Angeregt durch unsere Weiterbildung in *personenzentrierter Spieltherapie,* setzen wir gerne Rollenspielsequenzen in unseren Therapien ein. Wir wissen, daß Kinder im Spiel ständig die Ebenen von Phantasie und Realität wechseln. Sie tun dies, indem sie selbst in die Rolle einer anderen Person schlüpfen oder auch, indem sie Tierpuppen ihre Stimme und ihre Gefühle verleihen und damit ihren eigenen Ausdruck übertragen. Sich in andere Personen/Tiere/Phantasiefiguren hineinzuversetzen, mit denen sich das Kind gerade auseinandersetzt bzw. die es fürchtet, kann für das Kind eine Stärkung seines Selbst oder aber auch eine Erweiterung seiner Handlungsmöglichkeiten bedeuten. Außerdem lernt es, seine Kommunikationsfähigkeiten auszubauen bzw. ist unter Umständen erst in einer anderen Rolle überhaupt zur Kommunikation bereit.

Sich einmal als Artist zu fühlen und mit vermeintlicher Leichtigkeit mundmotorische Seiltänze zu vollführen oder aber als Pirat mit selbstgebastelter Augenklappe eine bestimmte Übung durchzuführen, um ein Schiff zu entern, macht auch einem frustrierten Kind mit Störungsbewußtsein Spaß und lockert die Übungen auf. Unsere Erfahrung zeigt, daß es einigen Kindern tatsächlich leichter fällt, die für sie schwer zu koordinierenden Bewegungen in "anderer Person" auszuführen.

Wir können die Kinder aber auch manches Mal lächeln oder sogar aufatmen sehen, wenn sie erleben, wie sich unser giftgrüner Logodrache (Drachenhandpuppe mit beweglicher Zunge) abmüht, seine lange Zunge im Maul zu plazieren. Er hat das Zungenröllchen übrigens bis zum heutigen Tag nicht geschafft, jedenfalls nicht, ohne einen Bleistift eingerollt zu bekommen. Aus dieser erlebten Entlastung heraus entwickeln die Kinder sogar Hilfestellungen und können dem Drachen Tips geben. Er ist Tröster, Mutmacher, Kumpel, aber auch ganz oft deprimiert ob seiner Ungeschicklichkeit. Er ist stets bereit, sein Maul anschaulich zu öffnen, und läßt auch Berührungen mit Hilfsmitteln wie z. B. einem Holzspatel zu und ist dabei ein wunderbares Modell.

Als weitere Handpuppen haben sich Rudi Rabe, das Drachenkind, der Räuber und das Lämmchen bewährt – natürlich stets analog zum jeweiligen Rahmenthema!

Das Wesentliche am Spiel mit den Handpuppen und im Rollenspiel überhaupt ist sicherlich der Umgang mit den dabei übertragenen inneren Anteilen des Kindes. Ängste, Störungsbewußtsein, Unsicherheit, aber auch Stolz und Kraft erhalten hier ihren Raum. Die *Interaktion* mit einer Handpuppe beispielsweise ermöglicht dem Kind, mit seinen inneren Teilen zu kommunizieren. Alle Fragen, verbale und nonverbale Anregungen dienen den Zielen (Mrochen 1993):

– Profilierung und Charakterisierung der inneren Anteile,
– Auseinandersetzung mit ihnen,
– ihre Akzeptanz,
– ihre Versöhnung miteinander,
– ihre Integration.

2.2.4. Sitzen/Haltung

Bei der Durchführung der mundmotorischen Übungen sind wir darum bemüht, daß die Kinder einen möglichst stabilen Sitz haben, damit ihr Kampf ums Gleichgewicht nicht die Ausführung und ihre Konzentration beeinträchtigt. Der Einfluß einer fehlerhaften Haltung des Beckengürtels auf die Stellung des Unterkiefers konnte klinisch beobachtet werden und kann zu einer Störung der Artikulation führen! Man sollte also stets ein Auge auf die Haltung des Gesamtkörpers haben. Manchmal haben kleine Haltungskorrekturen große Wirkung auf den Tonus und die Bewegungsmöglichkeit der Mundregion. Dabei bieten sich stabile Sitzformen wie der Schneidersitz und der Langsitz an. Auf alle Fälle sollte der Zwischenfersensitz vermieden werden, obwohl er durch die verbreiterte Basis große Stabilität verleiht. Diese Sitzhaltung ist in einem bestimmten Entwicklungsalter zwar als physiologisch anzusehen, schädigt aber auf lange Sicht die Hüftgelenke. Wenn ein Kind sich diesen Sitz immer aussucht, bieten wir ihm die sogenannte "Sitzmaus" an, eine Art Fahrradsattel, der zwischen die Beine unter den Po geschoben wird und so das Hüftgelenk entlastet. Dieses Hilfsmittel (Fa. Prüfrock; siehe Bezugsadressen im Anhang) hat sich auch in anderen Therapiesituationen gut bewährt. Aufgrund von Operationen kann es sein, daß Kinder nicht sitzen sollen, und in diesem Fall kann man ihnen einen Liegekeil anbieten. Wichtig ist in jedem Fall die möglichst individuelle Anpassung in Absprache mit der/dem behandelnden PhysiotherapeutIn. Manche Kinder brauchen zur Stabilisierung ein kleines Keilkissen ("Brüggerkissen") oder benutzen eventuell die Raumwand als zusätzliche Stütze. Meist geben die Kinder durch die Art, wie sie sich hinsetzen oder "herumwackeln", Hinweise, ob und was sie an Unterstützung brauchen – es gilt sie zu erkennen und aufzugreifen.

Aufgrund der Raumgröße (und der unterschiedlichen Körpergröße der Kinder) haben wir uns entschlossen, immer auf dem Boden zu sitzen. Wir sitzen immer im Kreis und haben so einen guten Blickkontakt. Man könnte eventuell zur Erleichterung noch Sitzmarkierungen (z. B. Teppichfliesen) einführen, falls die Kinder etwa wegen einer Wahrnehmungsstörung Probleme bei der Gestaltung eines Sitzkreises haben. Während wir in der Regel das Material auf dem Boden haben, benutzen wir bei Atem- und Pusteübungen meist einen kleinen, improvisierten Tisch, damit die Atemwege nicht abgeklemmt werden. Eine besondere Hilfe beim Haltungsaufbau leisten Vorstellungshilfen (Intention), die über emotional-affektive Kanäle Tonus auf- oder abbauen.

2.2.5. Spiegelarbeit

Das Arbeiten vor dem Spiegel bedarf in der Regel einer besonders sensiblen Einführung. Diese Rücksicht nehmen wir vor allem bei Kindern, die ein ausgeprägtes Störungsbewußtsein verinnerlicht haben.

Zu Beginn wird der Spiegel nicht als Kontroll- oder Beobachtungsmedium eingesetzt, sondern in spielerische Handlungen einbezogen. Es werden z. B. große Kringel aufgemalt, deren Mitte durch das Pusten einer Feder getroffen werden soll, oder auf die gleiche Weise sollen bunte Papierstreifen an verriebenen Creme- oder Kleisterklecksen haften bleiben. Muß die Herangehensweise noch kleinschrittiger erfolgen, dann genügt es manchmal schon, einfach in Spiegelnähe zu spielen.

Es ergeben sich für die Kinder kurze Momente, in denen sie von ihrem Spiegelbild eingefangen werden. Meist wächst die Neugier in der unaufgeforderten Situation oder durch das Beobachten der KameradInnen. Hier und da riskieren sie einen schnellen Seitenblick oder konfrontieren sich mit einer kessen Fratze. Körpernäher, aber dennoch mit der Möglichkeit, dem eigenen Blick auszuweichen, sind das Handummalen am Spiegel oder das ganze Absetzen der Hand mit Fingerfarbe.

Der *Spiegel als Spielzeug* führt die Kinder auf ganz selbstverständliche Weise an ihr Spiegelbild heran, und es gibt früher oder später keinen Grund mehr, diesem auszuweichen.

Wenn wir in der folgenden Phase gezielte Übungen unter Spiegelbeobachtung durchführen wollen, dann beginnen wir z. B. mit einer kleinen Clownerie. Geschminktes Grimassieren verdeutlicht dann erstmals die Veränderung der Gesichtszüge. Mit den unterschiedlichsten emotionalen Einstellungen lassen sich sämtliche Mundbilder provozieren und auch verglcichen.

Unsere Erfahrung zeigt, daß die Arbeit mit und am Spiegel um so un-komplizierter verläuft, je weniger Zwang und Anspruch damit verbunden sind. Ist das Eis einmal gebrochen, kommt es häufig zum ausgelassenen darstellenden Spiel und zur Faxenmacherei vor dem Spiegel.

Auch wenn in der Öffentlichkeit das Bild einer/eines LogopädIn vor dem Spiegel vorherrscht, möchten wir uns sehr davon distanzieren. Der Spiegel ist eine von vielen nützlichen Hilfen, nicht mehr und nicht weniger. Wir tragen seiner Bedeutung Rechnung, indem wir jedem Kind einen Hand-spiegel ins Säckchen geben.

2.2.6. Fingerspiele

Fingerspiele haben in der Mumo-Gruppe aufgrund der in Abschnitt 1.4. ge-schilderten Zusammenhänge eine große Bedeutung. Sie sind für uns aber auch durch ihre serielle, klare Struktur und die *Verbindung von Sprache und Handlung* als sprachförderndes Medium wertvoll.

Wir setzen sie gezielt als Abschlußritual ein, und sie sind damit für die Kinder das Signal, daß die Therapieeinheit in absehbarer Zeit beendet ist, also eine zeitliche Orientierung. Fingerspiele bedeuten aber auch Aktion und machen Spaß. Sie lenken die Aufmerksamkeit

– auf die Finger und deren Bewegungsmöglichkeiten, abseits von Schrei-ben, Stifthalten etc., und
– auf die sprachlichen Inhalte und deren Abfolge, die es umzusetzen gilt.

Die Fingerspiele werden meist beidhändig durchgeführt, stimulieren so bei-de Gehirnhälften und fördern ein Körpersymmetrieempfinden. Sie erfor-dern somit am Schluß nochmals einige Konzentration.

Nachdem wir mit der ersten Mumo-Gruppe über einen sehr langen Zeit-raum immer dasselbe Fingerspiel gemacht haben, begleitet nun ein Fin-gerspiel das Rahmenthema und wird bei einem Themenwechsel verändert.

2.3. Elternarbeit

Über die Wichtigkeit der Elternarbeit ist schon viel geschrieben worden. Wir wollen uns hier darauf beschränken darzustellen, wie wir die Eltern-arbeit in Zusammenhang mit den "Mumo"-Gruppen gestalten.

Uns geht es zunächst darum, Kontakt zu den Eltern herzustellen. Die Kinder werden mit Bussen oder Taxen in die Schule und wieder nach Hau-se gebracht, und so ist es keine Selbstverständlichkeit, daß die Therapeut-

Innen regelmäßigen Kontakt zu den Eltern haben. Es ist immer ein Telefonat oder eine schriftliche Mitteilung erforderlich.

Wir haben die Eltern nicht selten als zurückhaltend gegenüber TherapeutInnen erlebt. Viele Kinder blicken aufgrund ihrer Erkrankung/Behinderung bereits auf eine lange Therapie-"Karriere" zurück, und die Eltern scheuen sich nun verständlicherweise, "neue" Informationen über eventuelle Schwächen/Defizite ihrer Kinder zu erhalten. So ist es unser Hauptanliegen, eine tragfähige Beziehung zu den Eltern herzustellen. Auf dieser Grundlage können wir sie über den orofacialen Bereich informieren, offene Fragen klären oder auch eine Untersuchung beim Kieferorthopäden anregen.

In Gesprächen mit den Eltern erhalten wir oft spontan Infos, die für uns diagnostische Hinweise sind. So erfuhren wir zum Beispiel beiläufig, daß eines der Therapiekinder zu Hause noch regelmäßig aus der Nuckelflasche trinkt. Ein anderes Kind kaut nach Angaben der Mutter nicht gerne. Die Mutter schneidet deshalb beim Brot die Kanten ab und serviert es in Häppchen, so daß das Kind nicht einmal abzubeißen braucht. Es ernährt sich überwiegend von weicher Nahrung (z. B. Ei) und ißt kauintensive Lebensmittel (z. B. Fleisch) nur ungern. Dieses den Mundbereich nicht gerade fördernde Eßverhalten ist uns bei unseren Therapiekindern häufiger begegnet: Die Eltern möchten die Essenssituation für das Kind und sich selbst so angenehm wie möglich gestalten.

Da für viele Eltern der Zusammenhang zwischen Kau- und Artikulationsmuskulatur nachvollziehbar ist, sind sie unserem Anliegen gegenüber, das bisherige Eßverhalten des Kindes zu verändern, durchaus aufgeschlossen. So empfehlen wir z. B., die Brotrinde nicht zu entfernen, das Kind manchmal mit einem Strohhalm trinken zu lassen, beim Zähneputzen auch mal die Zunge zu putzen usw. Diese ohne Mehraufwand in den Alltag integrierbare Förderung versetzt die Eltern nicht in die anstrengende Rolle von Co-TherapeutInnen, sondern entlastet sie, da sie sich so in jeder wiederkehrenden Situation bewußt sind, daß sie ihrem Kind helfen, ohne daß es dies merkt. Daß sie ihr Kind schon durch die Veränderung von sogenannten "Kleinigkeiten" in seiner Entwicklung unterstützen, macht den Eltern ihre eigene Kompetenz – aber auch Verantwortung – deutlich.

Als *Setting* hat sich für uns die Durchführung von Elternabenden oder Elternnachmittagen (mit den Kindern) bewährt. Ob die Eltern parallel laufender Gruppen gleichzeitig eingeladen werden sollten, muß im Einzelfall abgewogen werden und hängt sicherlich von den räumlichen Gegebenheiten ab.

Im Vorfeld eines Elternabends haben wir die Eltern mehrmals schriftlich eingeladen und konkrete Zusagen erbeten (s. Briefe). Die Briefe sollten die Eltern neugierig machen. Durch die explizite Bitte um telefonische Absage blieb der "Draht" auch zu den Eltern erhalten, die dann nicht erscheinen konnten.

An den Abenden haben wir uns um eine Mischung aus Theorie und Praxis bemüht. Die Durchführung einzelner Übungen durch die Eltern selbst ermöglichte eine Veranschaulichung der erläuterten Zusammenhänge und förderte weitergehendes Interesse. Sogenannte "Aha-Erlebnisse" waren dabei keine Seltenheit und regten die Eltern zum Mitdenken an. Sie wurden dadurch zu Fragen ermutigt, und es machte allen Beteiligten sehr viel Spaß. Ausschnitte von Videos aus verschiedenen Therapieeinheiten vermittelten einen weiteren, plastischen Eindruck und regten zur gemeinsamen Analyse eines Problems an.

Die gelegentlich bei den Eltern entstehende Verunsicherung darüber, was sie denn noch alles fördern könnten und sollten, wollten wir gerade an solchen Abenden soweit wie möglich ausräumen. Die Eltern wurden für die Zusammenhänge im orofacialen Bereich sensibilisiert, haben ihre Kinder dahingehend gezielter beobachtet und entwickelten manchmal eigene Ideen.

Nicht zuletzt auch durch den Kontakt zu anderen Eltern erfahren sie Entlastung. Dies erweitert ihren Blick und läßt neue Betrachtungsweisen zu. Neu entstehende Fragen der Eltern können bei einem weiteren Gepräch diskutiert werden, so daß ein offener, gleichberechtigter, lösungsorientierter Dialog entstehen kann.

Planung und Ablauf eines Elternabends wurden von uns gemeinsam konzipiert und ausgeführt. Wir teilten einzelne Sequenzen des Abends so unter uns auf, daß sich jede von uns für einen Teil verantwortlich fühlte. Dadurch blieb es für die einzelne überschaubar und somit weniger beängstigend. Der Aufwand und der Mut, den die Organisation eines solchen Elternabends erfordern, lohnt sich auf jeden Fall.

Erster Brief an die Eltern

**Abteilung Logopädie
an der Toulouse-Lautrec-Schule**
Ute Burhop/Nikola Determann/
Susanne Dirks/Rita Schmülling

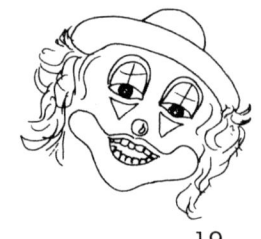

.... 19...

Liebe Eltern von ....!

Seit einiger Zeit nimmt .... regelmäßig mehrmals in der Woche an einer Therapiegruppe teil. Wir spielen
da zum Beispiel Zirkus und trainieren damit die Mund- und
Zungenmuskulatur auf ganz spielerische Art und Weise.
In der Gruppe macht das ja auch viel mehr Spaß!!!!!

Da in letzter Zeit von den Kindern immer wieder der
Wunsch geäußert wurde, die Therapiematerialien mit nach
Hause zu nehmen, wollen wir jetzt diesem Wunsch entsprechen: Wir geben Ihrem Kind das "Säckchen" mit. Lassen Sie
sich doch mal zeigen, was Ihr Kind Tolles mit dem Inhalt
machen kann!!

Nach einjähriger Erfahrung können wir sagen, daß sich das
spielerische Arbeiten mit der Mundmuskulatur sehr bewährt
hat. Zu einem späteren Zeitpunkt möchten wir Sie gerne zu
einem Informationsabend einladen, um uns mit Ihnen über
Ihre eventuell entstehenden Fragen austauschen und Sie an
unseren Erfahrungen teilhaben lassen zu können.

Damit wir unsere Arbeit auch nach außen hin überzeugend
darstellen können, haben wir eine Videoaufnahme von der
Gruppe gemacht, die wir gerne auch anderen interessierten
Eltern zeigen würden. Dazu benötigen wir Ihre Unterschrift,
die Sie uns bitte auf beiliegendem Formblatt geben wollen.

Nun wünschen wir Ihnen viel Spaß beim Ausprobieren mit
Ihrem Kind!
Bitte denken Sie daran, daß wir darauf angewiesen sind,
daß das Säckchen wieder in die Schule zurückkommt!

Mit freundlichen Grüßen

36

Zweiter Brief an die Eltern

Abteilung Logopädie an der Toulouse-Lautrec-Schule
Ute Burhop/Nikola Determann/Susanne Dirks/Rita Schmülling

12. 6. 19...

Liebe Eltern von ....!

Es ist soweit:
Am 26. 6. 19... findet von 18–20 Uhr
in der Therapieabteilung der Toulouse-Lautrec-Schule
ein Informationsabend über unsere logopädische Arbeit
an Zungen- und Mundmuskulatur statt.

.... nimmt regelmäßig und mehrmals in der
Woche an einer unserer beiden diesbezüglichen Therapie-
gruppen teil.
Wir laden Sie nun herzlich dazu ein, sich zu informieren
und sich über eventuell anstehende Fragen auszutauschen!
Wir möchten Ihnen unsere Arbeit u. a. auch anhand von
Videos, die wir von beiden Therapiegruppen gemacht haben,
darstellen.

Um uns die Organisation dieses Info-Abends zu erleichtern,
bitten wir Sie, den unten angefügten Abschnitt auszufüllen
und ihn möglichst bald über .... an uns
zurückzuschicken.
Für uns und für Ihr Kind ist es wichtig, daß Sie kommen!

Mit freundlichen Grüßen

- >✂

( ) Ich komme zum Informationsabend am 26. 6. 19...
     von 18-20 Uhr
( ) Wir kommen

Sollten Sie nicht kommen können, was wir sehr bedauern
würden, rufen Sie uns bitte unter der
Tel.-Nr. .... in der Schule an!

....
Datum, Unterschrift

Dritter Brief an die Eltern

Abteilung Logopädie an der Toulouse-Lautrec-Schule
Ute Burhop/Nikola Determann/Susanne Dirks/Rita Schmülling

15. 11. 19...

Liebe Eltern von ....!

Wie Sie vielleicht schon von .... erfahren
haben, läuft die Gruppentherapie zur Verbesserung der
Zungen- und Mundmuskulatur, an der Ihr Kind teilnimmt,
zum Jahresende aus.
Da diese Gruppe seit über zwei Jahren regelmäßig dreimal
in der Woche stattgefunden hat, möchten wir mit Eltern
und Kindern ein Abschiedsfest feiern. Wir finden es wichtig, daß Sie als Eltern dies mit uns gemeinsam tun.

Um Ihre persönliche Terminplanung zu erleichtern, teilen
wir Ihnen heute schon den Termin mit:

Donnerstag, den 12. 12. 19...
15 Uhr
in der Therapieabteilung der Toulouse-Lautrec-Schule

Mit freundlichen Grüßen

-->✂

( ) Ich komme
( ) Wir kommen zum Abschiedsfest am 12. 12. um 15 Uhr

Sollten Sie nicht kommen können, was wir sehr bedauern
würden, rufen Sie uns bitte unter der
Tel.-Nr. .... in der Schule an!

....
Datum, Unterschrift

3. Diagnostik

Wir bemühen uns, zu Beginn der Therapie den "Ist-Zustand" der mund-motorischen Kompetenz des betreffenden Kindes festzustellen. Dies ist oft nicht ganz einfach, da es im Vergleich zu regelentwickelten Kindern immer verschiedene Begleitfaktoren zu berücksichtigen gibt.

Die von uns zu einem Übersichtsbogen zusammengestellten Aufgaben, welche uns diagnostische Hinweise geben sollen, haben einen *hohen Auf-forderungscharakter,* sind einfach strukturiert und auch für Kinder mit multiplen Schwierigkeiten durchführbar. Sie können zum Teil in ihrem Schwe-regrad variiert werden, denn unser Ziel ist es, daß die Kinder die für sie optimalen Leistungen erbringen können. Nur so erhalten wir therapeutisch verwertbare Aussagen.

Die Aufgaben dieses an der Kompetenz und nicht am Defizit der Kinder orientierten Befundes werden im Therapieverlauf nach einiger Zeit in anderem Kontext aufgegriffen, um bisherige Einschätzungen zu verifizieren. Diese *prozeßorientierte Diagnostik* richtet sich nach dem jeweiligen Lei-stungsvermögen und liefert uns Hinweise für weitere Schwerpunkte in unserer Therapieplanung.

Der von uns entworfene *Übungsbogen zum diagnostischen Hintergrund* stellt einen Kompromiß zwischen "knallharter Diagnostik" und "Ausprobieren" bzw. "Sich-Vorwärtstasten" dar. Wir möchten mit dem Bogen die Vorteile einer möglichst genauen Erfassung der mundmotorischen Fähig-keiten eines Kindes nutzen. Deshalb soll der Aussagewert des Bogens mög-lichst hoch sein. Dies erfordert bei der beschriebenen Heterogenität der Kinder ein individuelles Angebot an Aufgaben. Auch wenn es die Kritiker her-ausfordert: Wir rücken auch bei der Diagnostik die mundmotorische Kompetenz jedes einzelnen Kindes in den Vordergrund! Jeder schemati-sche Befundbogen ließe unsere Kinder durch sämtliche Raster fallen. Die somit geringe Aussage eines solchen Befundes steht in keinem Verhältnis zum benötigten Aufwand und zur entstehenden Frustration.

Die TherapeutInnen müssen sich die Präsentation und Durchführung der Übungen genau überlegen. Wir haben uns absichtlich für Übungen mit ho-hem Aufforderungscharakter und einfachem Verlauf entschieden. Es galt zu vermeiden, daß die Kinder aufgrund geringer Frustrationstoleranz die Mitarbeit verweigern oder wegen zusätzlicher Sprachverständnisprobleme sowie Störungen der serialen Handlungskompetenz die Übung nicht durchführen können. Diese Überlegungen beeinflussen jede einzelne diagnostische Situation und sollten trotz unserer gezielten Auswahl der Aufgaben immer beachtet werden. Der Beobachtungsbogen liefert uns immer nur ein Gerüst, welches uns die Freiheit läßt, individuell am Kind orientiert zu arbeiten. Je nach Alter und Entwicklungsstufe des Kindes formulieren wir die Aufgaben anders, geben eventuell Vorstellungshilfen, beziehen den Spiegel mit ein. Speziell angebotene Aufgaben mit speziellen Hilfen und subjektiven Beobachtungen der TherapeutInnen ergeben ein nicht übertragbares, vergleichbares Profil, anhand dessen wir Fortschritte deutlich machen können und Schubladendenken/Klassifizierung verhindern. Wir suchen schon in der Phase der diagnostischen Beobachtung den Austausch mit den anderen behandelnden TherapeutInnen und z. T. auch den ÄrztInnen, um so ein abgerundetes Bild und Anknüpfungspunkte für die Arbeit im mundmotorischen Bereich zu erhalten.

Generelle Hinweise zur Beobachtung von diagnostischen Übungen:

- Wie stellt sich das Kind beim ersten Mal an?
- Welche Hilfen (z. B. verbale Erklärungen, Nachahmung, Vorstellungshilfen, Spiegel usw.) braucht es?
- Welche Umwegstrategien benutzt es?
- Treten kompensatorische oder assoziierte Mitbewegungen auf?
  - im Gesichtsbereich: z. B. Augenmitbewegungen,
  - gesamtkörperlich: z. B. Anspannung, Hände fausten, Zehen festkrallen, Rückverlagerung des Kopfes in den Nacken.

Im Anschluß an den Bogen ist zu jeder einzelnen Übung ein kurzes Stichwort zur Erläuterung/Beobachtung angefügt (s. 3.2.).

3.1. Übungsbogen zum diagnostischen Hintergrund

Name: ....

....

	möglich	nicht möglich	Bemerkungen

I. Lippen- u. Wangenfunktion:

* Lippen spitz _____ _____ _____
* Lippen breit _____ _____ _____
* Lippen im Wechsel spitz-breit _____ _____ _____
* Federwaage _____ _____ _____
* Knopfkampf
  (wer keine Federwaage hat) _____ _____ _____
* Wangen aufblasen und sprengen _____ _____ _____

Weitere Beobachtungen im Verlauf
der Therapie: _____ _____ _____

II. Zungenfunktion:

a) Kraft:
* Wangenbohren _____ _____ _____
* Spatel wegdrücken _____ _____ _____

b) Motorik:
* Mundwinkel rechts _____ _____ _____
* Mundwinkel links _____ _____ _____
* oben _____ _____ _____
* unten _____ _____ _____
* kreisen lassen _____ _____ _____
* Ruhelagepunkt _____ _____ _____

Weitere Beobachtungen im Verlauf
der Therapie: _____ _____ _____

III. Saugen:

* Trinken mit Strohhalm
  (auch aufs Schlucken achten) _____ _____ _____
* Watte ansaugen _____ _____ _____
* Watte ansaugen und halten _____ _____ _____

Weitere Beobachtungen im Verlauf
der Therapie: _____ _____ _____

	möglich	nicht möglich	Bemerkungen

IV. Pusten:

- Feder mit Strohhalm wegpusten   ———— ———— ——————
- Kerze auspusten
  (wer hat: Zauberkerze)   ———— ———— ——————
- Kerze flackern lassen   ———— ———— ——————

Weitere Beobachtungen im Verlauf
der Therapie   ———— ———— ——————

V. Sensibilität:

- Formerkennung
  (aus "Kaubonbon") ☐   ———— ———— ——————
  (aufs Schlucken achten) ○   ———— ———— ——————
- Konsistenz:
  – hart (Nuß)   ———— ———— ——————
  – weich (Rosine)   ———— ———— ——————

Weitere Beobachtungen im Verlauf
der Therapie: ———— ———— ——————

VI. Mimische Muskulatur:

- Gummiband um den Kopf
  und von der Oberlippe bis
  zum Hals transportieren   ———— ———— ——————

Weitere Beobachtungen im Verlauf
der Therapie: ———— ———— ——————

VII. Und nicht zu vergessen:

- Wie kaut das Kind?   ———— ———— ——————
- Kann es zwischen Mund- und
  Nasenatmung differenzieren?   ———— ———— ——————
- Wie ist die Zahnstellung?   ———— ———— ——————
- Wie lange dauert/e der
  Zahnwechsel?   ———— ———— ——————
- Wie ist der Gaumen ausgeformt?   ———— ———— ——————
- Welche Größe haben die
  Rachenmandeln/Gaumenmandeln?   ———— ———— ——————
- Setzt das Kind Mimik ein?   ———— ———— ——————

Name: *Rudi Wagenheim*

12. 12. / 19. 12. / 6. 1. / 22. 2.

	möglich	nicht möglich	Bemerkungen

I. Lippen- u. Wangenfunktion:

	möglich	nicht möglich	Bemerkungen
• Lippen spitz	X		
• Lippen breit	X		
• Lippen im Wechsel spitz-breit	(X)		*deutl. verlangsamt*
• Federwaage	*1,8 kg*		
• Knopfkampf (wer keine Federwaage hat)			
• Wangen aufblasen und sprengen	*aufbl.*	*sprengen*	
Weitere Beobachtungen im Verlauf der Therapie:			

II. Zungenfunktion:

a) Kraft:	möglich	nicht möglich	Bemerkungen
• Wangenbohren		X	*kaum Vorstellung der Wangentasche*
• Spatel wegdrücken	X		
b) Motorik:			
• Mundwinkel rechts	X		
• Mundwinkel links	X		
• oben		X	
• unten	X		
• kreisen lassen		X	
• Ruhelagepunkt		X	
Weitere Beobachtungen im Verlauf der Therapie:			*Assoziations- bewegungen mit den Händen!*

III. Saugen:

	möglich	nicht möglich	Bemerkungen
• Trinken mit Strohhalm (auch aufs Schlucken achten)	X		*eher angestrengt*
• Watte ansaugen	X		*kleines St. Watte*
• Watte ansaugen und halten		X	
Weitere Beobachtungen im Verlauf der Therapie:			*im weiteren Verlauf gelingt auch das Halten*

	möglich	nicht möglich	Bemerkungen

IV. Pusten:

- Feder mit Strohhalm wegpusten — χ
- Kerze auspusten
  (wer hat: Zauberkerze) — χ
- Kerze flackern lassen — *unklar, pustet lieber aus*

Weitere Beobachtungen im Verlauf
der Therapie — *Speichelfluß*

V. Sensibilität:

- Formerkennung
  (aus "Kaubonbon") ☐ — χ — *Stereognose!*
  (aufs Schlucken achten) ○ — χ
- Konsistenz:
  – hart (Nuß) — χ
  – weich (Rosine) — χ — } *Begriffe unklar*

Weitere Beobachtungen im Verlauf
der Therapie:

VI. Mimische Muskulatur:

- Gummiband um den Kopf
  und von der Oberlippe bis
  zum Hals transportieren — χ — *langsam + anstrengend*

Weitere Beobachtungen im Verlauf
der Therapie: — *spontan wenig Mimik sichtbar*

VII. Und nicht zu vergessen:

- Wie kaut das Kind? — *unklar*
- Kann es zwischen Mund- und
  Nasenatmung differenzieren? — *mit Spange: Mundatmung ohne: auch NA möglich*
- Wie ist die Zahnstellung?
- Wie lange dauert/e der
  Zahnwechsel? — *nicht abgeschlossen (9;8 J.)*
- Wie ist der Gaumen ausgeformt? — *o. B.*
- Welche Größe haben die
  Rachenmandeln/Gaumenmandeln? — *unauffällig*
- Setzt das Kind Mimik ein?

44

3.2. Erläuterungen zu den Übungen für den diagnostischen Hintergrund

I. Lippen- und Wangenfunktion

Lippen spitz/breit:
Bei diesen Einzelbewegungen werden oft schon Dyspraxien deutlich; als Imaginationshilfen bieten sich "Kußmund" und "Frosch" an.

Im Wechsel:
Diese antagonistischen Muskelbewegungen (Diadochokinese) sind viel schwieriger als die Einzelbewegungen und erfordern große Konzentration; deshalb: nicht in zu schnellem Tempo vormachen!

Federwaage:
Möglichst im Stehen durchführen, sonst auf stabilen Sitz achten; Zugrichtung beachten: nicht schräg, sondern waagerecht; Kopfüberstreckung nach hinten vermeiden; Knopfgröße beachten und ggf. verändern, z. B. bei Zahnfehlstellungen oder kurzem Lippenbändchen.

Knopfkampf:
Kann der Knopf überhaupt mit den Lippen gehalten werden?

Wie hoch ist der Kraftaufwand?

Wird Hilfsmuskulatur eingesetzt? (Nackenstabilisierung)

Wangen aufblasen und sprengen: muß meistens vorgemacht werden.

II. Zungenfunktion

Wangenbohren:
Druckreiz von außen hilft.

Wo drückt die Zunge in die Wangentasche?

Spatel wegdrücken:
Wird der Spatel überhaupt getroffen?

Ist Gegendruck möglich?

Welcher Teil der Zunge drückt den Spatel?

Mundwinkel rechts/links: sichtbare Kopf- und Augenmitbewegungen?

oben: Hilft die Unterlippe?

unten: am leichtesten

kreisen lassen:
"Karussell fahren"
Ist es eine flüssige Bewegung?
Ist es wirklich ein ganzer Kreis?
Richtungswechsel ist oft schwierig.

Ruhelagepunkt:
Druckreiz setzen.
Hilfen: Nachahmung; Spiegel
Suchbewegungen?
Ist eine Korrektur auf verbale Anweisung möglich?
Wie stark ist der Druck?
Wölbt sich die Zunge nach vorne?

III. Saugen

Trinken:
Bewährt sind Trinkpäckchen, da man dort eventuell mit Drücken nachhelfen kann.
Aufs Schlucken achten. – Welche Muskulatur ist sichtbar mitbeteiligt?

Watte ansaugen/halten: Wattestücke in verschiedener Größe parat haben.

IV. Pusten

Feder mit Strohhalm wegpusten:
Eventuell erst ohne Strohhalm, eine kleine Bewegung der Feder schafft fast jeder.
Abstand zur Feder beachten.
Strohhalmlänge und -durchmesser können variiert werden.

Kerze auspusten:
Distanz eventuell variieren.
"Zauberkerze" ermöglicht mehrere Versuche.

Kerze flackern lassen: Erfordert mehr Geschick und Dosierungsfähigkeit.

V. Sensibilität

Formerkennung:
Gegenstück zur Ansicht haben, so daß das Kind nur zu zeigen braucht.
Eventuell aufmalen lassen.

Beim anschließenden Kauen beachten:

Wie kaut/schluckt das Kind? (Mundschluß, Zungenvorverlagerung)

Plastikformen sind erhältlich (siehe auch Bezugsadressen).

Konsistenz:

Aufgabe erklären, bevor die Nahrung im Mund ist, da sie sonst verzehrt ist.

Klappt nicht unbedingt beim ersten Mal.

VI. Mimische Muskulatur

Gummiband: Spiegel eventuell hilfreich

VII. Und nicht zu vergessen

Kauen:

Wo beißt das Kind ab? "Zerfranste" Schneidezähne deuten auf geringen Gebrauch hin.

Sind Mahlbewegungen vorhanden?

Ist der Mund geschlossen?

Speichelfluß

Atmung:

Wichtig fürs Ansaugen mit dem Strohhalm.

Parfum schnuppern lassen.

Zahnstellung:

Lutschoffener Biß

Überbiß erschwert Mundschluß und auch Knopfhalten.

Zahnwechsel: "Zungenstoß" verhindert Zahndurchbruch.

Gaumen: Form (gotisch, flach, eng) gibt Auskunft über eventuell falsches Schluckmuster.

Rachenmandeln/Gaumenmandeln: Übergröße (Hyperplasie) erschwert Schlucken und Atmung.

Mimik:

Adäquate mimische Reaktionen vorhanden?

Starre Mimik?

Überzogene, fratzenhafte mimische Bewegungen?

4. Praxis: Die Übungen

Wir stellen in diesem Kapitel die von uns entwickelten oder übernommenen bewährten Übungen vor, jeweils nach thematischen Zusammenhängen geordnet. Diese sollten nur von Fachkräften oder unter deren Anleitung ausgeführt werden. Um Ihnen ein leichteres Finden der jeweils indizierten Übungen zu ermöglichen, verwenden wir Symbole, die jeweils am Rand der beschriebenen Übung erscheinen. Die Symbole und ihre entsprechenden Ziele werden im folgenden erläutert. Im weiteren Verlauf verzichten wir auf eine nochmalige Zielnennung bei jeder Übung.

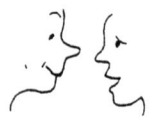

Aufgaben, die einen großen kommunikativen Anteil haben
Ziel: Förderung des Sozialverhaltens, der Sprechfreude, der nonverbalen Anteile

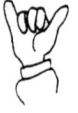

Übungen zur Wahrnehmung
Ziel: Sensibilitätsförderung

Lippenübungen
Ziel: Kräftigung, Erreichen des Mundschlusses, Koordination der verschiedenen Muskeln in diesem Bereich

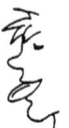

Aufgaben für die Zungenfunktion
Ziel: Motilitätsförderung, Verbesserung der Bewegungsgenauigkeit und Dosierung, korrektes Schluckmuster

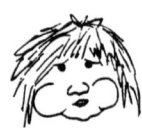

Orofaciale Muskel- und Koordinationsübungen, Wangenübungen
Ziel: Kräftigung, genaue Dosierung und Koordination dieser Muskeln, korrekte Planung und Durchführung eines Bewegungsablaufes, Motilitätsförderung

Wir benutzen höchstens zwei Symbole, um Schwerpunkte zu setzen. Zusätzliche Hinweise, Ziele und Erfahrungswerte sind unter "Bemerkungen" zu finden. Um den LeserInnen weiterhin die Arbeit mit der Vorbereitung der Therapieeinheiten zu erleichtern, sind die Übungen in einem immer gleichen Raster beschrieben:

Name der Übung

Dauer: Unsere Angaben in Minuten sind ca.-Angaben.

Material: Hier beschreiben wir das zur Übung benötigte Material (Näheres siehe Anhang).

Vorbereitung: Welche vorbereitenden Schritte sind nötig? Auf die Angabe der Vorbereitungszeit haben wir verzichtet, weil diese sehr unterschiedlich sein kann. Sind Materialien beispielsweise schon zusammengestellt, ist die Vorbereitung gleich Null. Ziel kann aber auch sein, die Vorbereitungen mit der Gruppe gemeinsam zu tätigen.

Durchführung: Wie wird die Übung durchgeführt?

Variationen: Wenn die Übung variiert werden kann, beschreiben wir dies hier.

4.1. Hilfestellungen

Für die erfolgreiche Durchführung der von uns angebotenen Übungen brauchen die Kinder individuell die unterschiedlichsten Hilfestellungen. Wir gehen nach dem Prinzip: "Soviel wie nötig – so wenig wie möglich" vor. Um uns bei den Übungsvariationen nicht ständig zu wiederholen, möchten wir an dieser Stelle die wichtigsten auflisten.

Zunächst einmal kann die Variation von Material eine Hilfe (und im Gegenzug natürlich eine Steigerung) darstellen:

– Wattebäusche in verschiedener Größe zurechtreißen. Kleinste Teile verschaffen aufgrund ihres minimalen Widerstandes schnell ein Erfolgserlebnis.
– Verschiedene Papierstärken anbieten (Pappe, Cellophan, Seidenpapier …), um besonders das Ansaugen zu erleichtern.
– Strohhalme und Aquariumsschläuche mit verschiedenen Durchmessern und unterschiedlicher Länge benutzen. Je größer der Durchmesser, desto eher ist ein Lippenschluß möglich, und die Luft entweicht tatsächlich durch den Schlauch und nicht an der Seite! Aquariumsschläuche sind zudem widerstandsfähiger gegenüber Zähnen als Strohhalme.

- Anpassung der Knopfgröße mit eventueller Stabilisierung (s. Abb.), orientiert an Zahnstellung, Mundvorhof, Lippenbändchen.
- Sitzunterlagen beeinflussen die Haltung und Rumpfkontrolle.

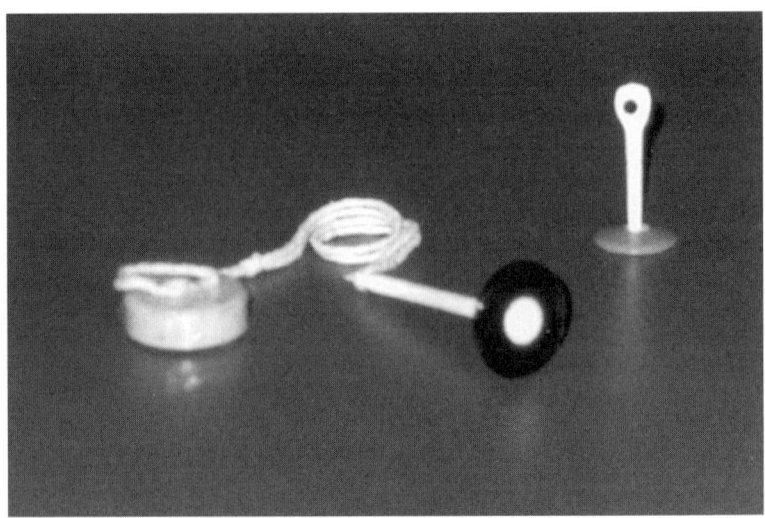

Hinzu kommt die gezielte Unterstützung durch die Therapeutin mittels

- Vorstellungshilfen,
- taktiler Stimulation von außen,
- Haltungskorrektur (z. B. zur Vermeidung von Kopfüberstreckung),
- Verändern der Distanz zwischen Kind und Material (z. B. beim Pusten).

4.2. Einstiegsspiele

Zu Beginn einer neuen Gruppe wählen wir Spiele aus, die noch keinen konkreten Übungscharakter enthalten. Mundmotorische Aspekte nehmen wir in den ersten Stunden aus diagnostischen Gründen zwar wahr, sie sind aber zweitrangig. Es liegt uns vielmehr daran, uns und den Kindern Raum und Zeit zu geben, diese neue Konstellation, die anderen Kinder, den Ablauf u. ä. kennenzulernen. Wir entscheiden uns für einfache Spiele, bei denen wir viel beobachten können und bei denen die Kinder die Möglichkeit haben, ohne Druck selbst aktiv zu werden. Wir legen auch Wert darauf zu erfahren, welche Gefühle das jeweilige Kind mit Übungen im Mundbereich verbindet, und fordern es auf, diese zu verbalisieren ("Guckt der Frosch dabei traurig oder fröhlich?"). Generell beobachten wir die Möglichkeiten der Kinder, emotionale Inhalte darzustellen (auch nonverbal, wie z. B. Variationen der Stimme beim Nachahmen der Tiergeräusche).

Fratzen machen

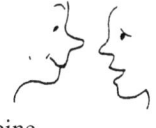

Dauer: 20 min

Material: Clown-Bilder (siehe Anhang), farbige Muggelsteine, Farbwürfel

Vorbereitung: Clown-Bilder aus dem Anhang kopieren und ausschneiden. – Eventuell doppelt kopieren (als Memory).

Durchführung: Bilder werden verdeckt ausgelegt und mit Muggelsteinen bedeckt; dann mit dem Farbwürfel die Muggelsteine erwürfeln (oder bei doppelter Ausführung Memory spielen); dann die Fratzen nachmachen.

Variation: Tierbilder (siehe Anhang: Ochsen-, Breitmaulfrosch, Schwein); die Geräusche der Tiere nachmachen (= indirekte Mundmotorik; auf Stimmgebung achten).

Wer küßt den Frosch

Dauer: 20 min

Material: Kurzgeschichte von Erwin Moser "Wer küßt den Frosch?" (siehe Anhang)

Vorbereitung: keine

Durchführung: TherapeutIn liest Geschichte vor, und alle überlegen gemeinsam, welche Bewegungen man mit dem Mund jeweils machen kann.

Mimürfel

Dauer: 10 min

Material: Mimürfel

Vorbereitung: keine

Durchführung: Der Reihe nach würfeln und die gewürfelte Mimik nachmachen.

Variation: Einen Würfel selbst (bzw. mit den Kindern) mit Mimiken/ Grimassen bemalen; dann würfeln und nachmachen.

Im Mund geht's rund

Dauer: 20 min

Material: Mumo-Karten (siehe Anhang), farbige Muggelsteine, Farbwürfel

Vorbereitung: Karten kopieren und ausschneiden.

Durchführung: Karten verdeckt und mit Muggelsteinen bedeckt auslegen und abwürfeln; dann nachmachen.

Variation: Karten als Memory herstellen und spielen. Emotionen ansprechen: "Welche Karte zeigt traurig, welche fröhlich?"

Bemerkungen: Achtung! Dieses Spiel hat bereits gezielten Übungscharakter und bildet damit einen Übergang zu 4.3.

Als "Kennenlernspiele" eignen sich natürlich auch immer wieder die bewährten Spiele wie:

– Mein rechter, rechter Platz ist leer.
– Wollknäuel von einem zum anderen werfen und dabei Namen nennen (auch mit Ball möglich).
– Namen mit Gestik/Mimik (pantomimisch) verbunden vorstellen.
– Namen silbenmäßig auf der Handtrommel vortrommeln.

4.3. Orofaciale Muskulatur und Koordination

Die mundmotorischen Übungen in den Bereichen Lippen, Zunge, Wangen und Kiefer führen ganz allgemein zu einer

– Kräftigung der Muskulatur,
– Verbesserung/Differenzierung der Sensibilität,
– bewußteren Lautlokalisation

und damit zu einer verbesserten Artikulation. Um uns die Vorbereitung der Übungen zu erleichtern, haben wir Symbole eingeführt. Diese klebten oder malten wir auf alle nur erdenkbaren Gegenstände. Sie wurden von den Kindern schnell akzeptiert.

↕	Zunge abwechselnd zur Nase und zum Kinn
↔	Zunge abwechselnd nach rechts und links
↻	mit der Zunge die Lippen rechtsherum ablecken
↺	mit der Zunge die Lippen linksherum ablecken
—	Lippen im Wechsel spitz – breit ziehen
∿	geschlossene Lippen flattern lassen (wie "Pferdeschnauben")
O	Lippen nach vorne zum "O" stülpen
•	Zauberpunkt (= Zungen-Ruhelagepunkt)
⏜	mit der Oberlippe die Unterlippe verstecken
⏝	mit der Unterlippe die Oberlippe verstecken
o)	rechte Wange aufblasen
(o	linke Wange aufblasen
(o)	beide Wangen aufblasen
o⟩	Zunge in die rechte Wange bohren
⟨o	Zunge in die linke Wange bohren

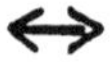

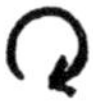

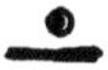

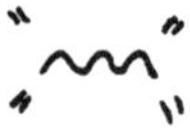

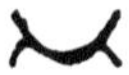

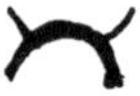

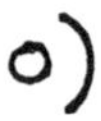

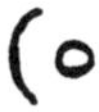

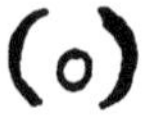

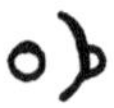

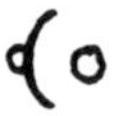

Es ist ratsam, sich einen Satz Mumo-Karten (siehe Anhang) anzulegen, denn sie werden häufig gebraucht.

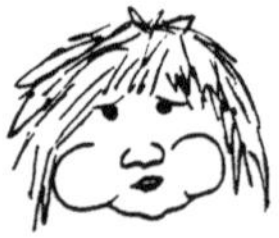

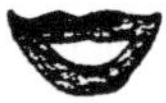

Kronkorken angeln

Dauer: 15 – 20 min

Material: Kronkorken, Magnet an einer Schnur befestigt, an dessen Ende ein Knopf ist ("Mundmagnet")

Vorbereitung: Die Kronkorken brauchen auf ihrer Innenseite nur mit Mundmotorik-Symbolen bemalt zu werden.

Durchführung: Die Kronkorken werden verdeckt auf dem Boden verteilt, und es wird der Reihe nach mit dem "Mundmagneten" geangelt. Der geangelte Kronkorken wird umgedreht und das Symbol nachgemacht.

Variation: Die Kronkorken lassen sich auch gut aus einer mit Wasser gefüllten Wanne angeln. Zum Angeln kann man auch eine Angel aus dem "Angelspiel" nehmen.

Kirmes-Bude

Dauer: 10 – 15 min

Material: große Holzplatte o. ä., Clowns-Mumobilder, Schnüre, verschiedenfarbige Perlen, Farbwürfel

Vorbereitung: Die Clownsbilder werden an den Schnüren befestigt und am anderen Ende die Perlen angeknotet. Die Holzplatte wird im Raum aufgestellt und die Schnüre darübergelegt, so daß die Bilder auf der Rückseite und die Perlen nach vorne hin sichtbar sind.

Durchführung: Die Kinder würfeln mit dem Farbwürfel der Reihe nach, ziehen an der entsprechenden Perle ein Bild hervor, welches sie dann nachmachen.

Variation: Die Holzplatte kann auch durch einen großen Spiegel ersetzt werden, der dann als Hilfestellung dienen kann.

Bemerkung: Dieses Spiel eignet sich gut zur Spiegeleinführung, da der Spiegel hier für das Spiel an sich keine Funktion hat.

Losbude

Dauer: 15 min

Material: Mumosymbole auf Kärtchen, Fäden, Klebestreifen, Losnummern (in doppelter Ausführung), großer Spiegel

Vorbereitung: An einem Ende der Fäden die Kärtchen mit den Mumosymbolen befestigen, am anderen Ende Losnummern; diese Fäden nun über einen Spiegel hängen und mit Klebestreifen festkleben, so daß die Losnummern an der Spiegelseite herunterhängen, die Mumosymbole an der Rückseite.

Durchführung: Es werden Nummern gezogen, die mit den Losnummern übereinstimmen. Jeder löst einen Faden und zieht die entsprechende Karte hervor. Das Symbol wird nachgeahmt.

Verzaubern

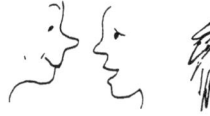 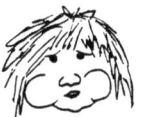

Dauer: 15 min

Material: Zauberstab

Vorbereitung: keine

Durchführung: Kinder verzaubern ihr eigenes Gesicht in unterschiedliche emotionale Ausdrücke (z. B. traurig, lustig, wütend …). Die anderen Kinder müssen raten.

Variation: Kinder verzaubern sich gegenseitig.

Bemerkung: Diese Übung fällt den meisten Kindern schwer.

Bunte Küsse

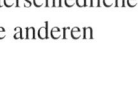

Dauer: 10 min

Material: Lippenstifte, Papier, Spiegel

Vorbereitung: keine

Durchführung: Lippenstift auflegen und Spiegel, Papier, Fensterscheibe oder Handrücken küssen. Mund dabei geschlossen oder geöffnet halten.

Kußmünder

Dauer: 15 min

Material: Geschichte: "Wer küßt den Frosch" (siehe Anhang), Papier, Lippenstift

Vorbereitung: keine

Durchführung: Lippen schminken und auf Papier dann den Kußmund abdrucken; dazu die Geschichte vorlesen und beim Wort "küssen" mit den Lippen schmatzen.

Variation: Lippen immer anders formen (mal runder Mund, mal breit, mal geöffnet, mal doll aufgedrückt, mal ganz zart küssen).

Körnerpicken

Dauer: 15 – 20 min

Material: halbe/ganze Erdnüsse, Smarties, Sonnenblumenkerne, Erbsen, Schokostreusel …

Vorbereitung: keine

Durchführung: Kinder werden in Hühner verzaubert und picken Körner mit spitzen Lippen.

Variation: Körner können je nach Fähigkeit von verschiedenen Unterlagen aufgepickt werden (von einem glatten Teller ist z. B. schwieriger als aus der hohlen Hand).

Stempelbild

Dauer: 20 min

Material: Korken, Fingerfarbe, Tonpapierbogen

Vorbereitung: Je nachdem, was für ein Bild erstellt werden soll, Umrisse eventuell auf der Pappe vorzeichnen.

Durchführung: Korken in den Mund nehmen und damit erst in die Farbe, dann auf das Papier stempeln.

Variation: Korken je nach Fähigkeit zwischen die Zähne oder die Lippen nehmen; es kann ein Bild für die Wand erstellt werden oder aber auch ein Spielfeld, auf dem in einer späteren Stunde gewürfelt werden kann. Die Stempelabdrücke können auch Tierspuren darstellen und somit dem jeweiligen Rahmenthema dienen. Motive ergeben sich aus den unterschiedlichsten Themen wie Regen, Sonne, Konfetti, Wasser, Gewitter, Sterntaler …

Ballons platzen

Dauer: 10 min

Material: Korken, Nähnadeln, Luftballons

Vorbereitung: Nadel in ein Korkenende stecken.

Durchführung: Luftballons aufblasen. Korken an der einen Seite zwischen die Lippen nehmen und mit der Nadel am anderen Ende den Ballon kaputtpieksen.

Bemerkung: Nichts für Schreckhafte!

Korkenküssen

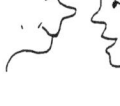

Dauer: 10 min

Material: Korken

Vorbereitung: keine

Durchführung: Korken zwischen die Lippen nehmen, und die Korkenspitzen küssen sich oder versuchen sich gegenseitig wegzudrücken.

Variation: Reihum kann man auch Morsezeichen mit den Korken an den/die nächste/n weitergeben.

Pi-Pa-Po

Dauer: 20 min

Material: Schlumpf-Figuren, einfaches Puzzle

Vorbereitung: Puzzleteile einzeln verdeckt hinlegen.

Durchführung: Jedes Kind springt mit einem Schlumpf nacheinander von einem Puzzleteil zum nächsten und artikuliert dabei "pi-pa-po"; dann das Puzzleteil, auf dem man bei "po" landet, umdrehen und einfügen.

Variation: Statt der Schlümpfe kann man auch Frösche hüpfen lassen, deren Namen mit dem Anfangsbuchstaben "P" beginnen (Pit, Paul, Peter ...). Geschichte dazu: "Da hüpft der Frosch" (siehe Anhang). Auch mit Pinguinen läßt sich dieses Spiel durchführen. Diese kann man mit den Kindern in einer vorherigen Stunde basteln (Anleitung siehe Anhang) und dann damit von einer Eisscholle (= Puzzleteil) zur nächsten springen. Lied dazu: "Der tanzende Pinguin".

Hindernis-Parcours

Dauer: 20 min

Material: große Tonpappe, Knete, Strohhalme, Watte, Klopapierrollen, Becher

Vorbereitung (zeitaufwendig): Die Knete wird auf der Pappe befestigt und darin die Strohhalme gesteckt. Wattebällchen werden auf der Pappe plaziert und Klopapierrollen auf der Pappe festgeklebt.

Durchführung: Jedes Kind zieht der Reihe nach zuerst den Strohhalm aus der Knete, pustet dann die Watte durch die Klopapierrolle, saugt die Watte dann mit dem Strohhalm an und transportiert diese in den Becher.

Variation: Man kann diesen Parcours auch gegen die Stoppuhr durchlaufen.

Igel

Dauer: 15 min

Material: viel Knete, Streichhölzer, Spatel

Vorbereitung: Knete weichkneten und zu einem Igelkörper formen.

Durchführung: Alle geben dem Igel jetzt die Stacheln (Streichhölzer), indem sie diese an der schwefellosen Seite zwischen die Lippen nehmen und so in die Knete stecken.

Variation: Man kann dem Igel die Stacheln auch wieder ziehen (mit den Lippen).

Zungenautomat

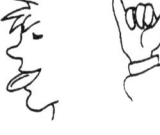

Dauer: 10 min

Material: keines

Vorbereitung: keine

Durchführung:

1. Mit einem leichten Klaps auf den Hinterkopf wird der Zungenautomat in Betrieb genommen: Die Zunge springt heraus.
2. Ziehen wir am linken Ohrläppchen, schnellt die Zunge in den linken Mundwinkel.
3. Ziehen wir am rechten Ohrläppchen, schnellt die Zunge in den rechten Mundwinkel.
4. Drücken wir mit dem Finger die Nasenspitze hoch, geht auch die Zunge in die Höhe.
5. Ziehen wir am Hals, stellt der Automat seinen Betrieb wieder ein – die Zunge verschwindet im Mund.

Variation: Wer erfindet weitere Automatenfunktionen?

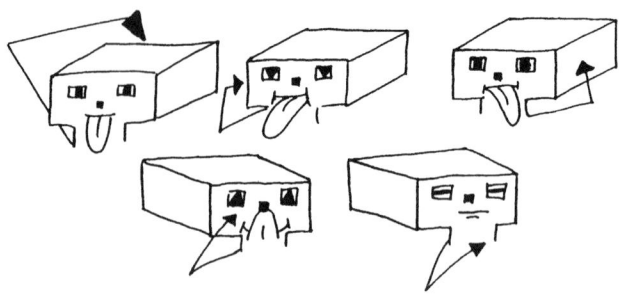

Armer schwarzer Kater

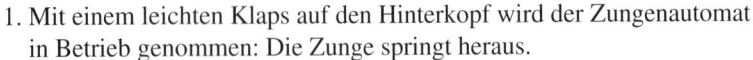

Dauer: 10 min

Material: keines

Vorbereitung: keine

Durchführung: Alle sitzen im Kreis. Das jüngste Kind ist zuerst der schwarze Kater, d. h., es hockt sich vor ein anderes Kind und schneidet Grimassen. Das andere Kind muß nun dem Kind, das Grimassen schneidet, dreimal über den Kopf streichen und dabei "Armer schwarzer Kater" sagen. Es darf dabei auf keinen Fall lachen! Wenn es lacht, ist nun dieses Kind der schwarze Kater. Bleibt es ernst, muß der alte Kater woanders sein Glück versuchen.

Variation: Immer ein Kind schneidet Grimassen, und wer zuerst lacht, muß einen Muggelstein abgeben. Wer keinen mehr hat, scheidet aus.

Mundmotorik-Akrobaten

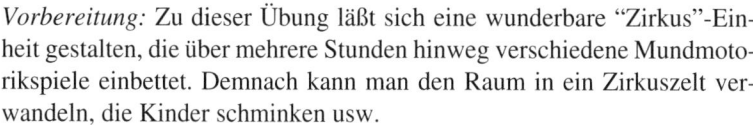

Dauer: 20 min

Material: Knöpfe an Schnüren, Spatel, Muggelsteine, Wattebäusche, Strohhalme

Vorbereitung: Zu dieser Übung läßt sich eine wunderbare "Zirkus"-Einheit gestalten, die über mehrere Stunden hinweg verschiedene Mundmotorikspiele einbettet. Demnach kann man den Raum in ein Zirkuszelt verwandeln, die Kinder schminken usw.

Durchführung:

Knopfkämpfer: Zwei Kinder binden die Schnüre zusammen, an deren Ende die Knöpfe sind. Diese nehmen sie in den Mund (vor die Zähne!) und ziehen, bis einem Kind der Knopf aus dem Mund rutscht.

Gewichtheber: Die Kinder nehmen Spatel quer zwischen die Lippen (auch hier dürfen die Zähne nicht nachhelfen!). Dann werden Muggelsteine als Gewichte rechts und links auf die Spatelenden gelegt. Nun gilt es die Balance zu halten.

Zauberer: Sie transportieren Watte mit Hilfe des Strohhalms nur durch Ansaugen von einem Ort zum anderen (z. B. von einem Eimer in den nächsten).

Bemerkung: Wir haben nach einigem Üben sogar eine Vorstellung vor Publikum gegeben!

Circus Lipporelli

Circus Lipporelli ist in der Stadt
seht, was er für Akrobaten hat

Hereinspaziert, hereinspaziert
Circus Lipporelli präsentiert

Das ist unser(e) starke(r) Lippe(i) Lippus
zur Begrüßung wirft er(sie) einen Handkuß

Dann stemmt er(sie) die Hantel hoch zum Nasenloch
aber bitte, applaudier'n Sie doch

(Schaschlik-Spieß mit Wattebällen an den Enden mit der Oberlippe festhalten.)

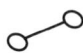

Diesen Knopf hält er(sie) als nächstes fest
den er(sie) nicht mehr aus den Lippen läßt
(Knopf am Faden festhalten, obwohl jemand dran zieht.)

Auch der kommende Trick ist kaum zu glauben
Wer kann schon Wattebällchen saugen?
(Wattebällchen mit dem Strohhalm ansaugen und halten.)

Als Höhepunkt nun können seine(ihre) Lippen
mit dem hölzernen Spatel wippen
(Spatel am Ende mit den Lippen halten und wippen.)

So geht die Vorstellung zu Ende
Bitte klatschen sie nochmal in ihre Hände

(A. Holtz)

Schlangenbeschwörer

Dauer: 10 – 15 min

Material: Luftschlangen, Faden, Spatel, Flöte

Vorbereitung: Die Luftschlangen werden mit einem Faden an den Spatel gebunden.

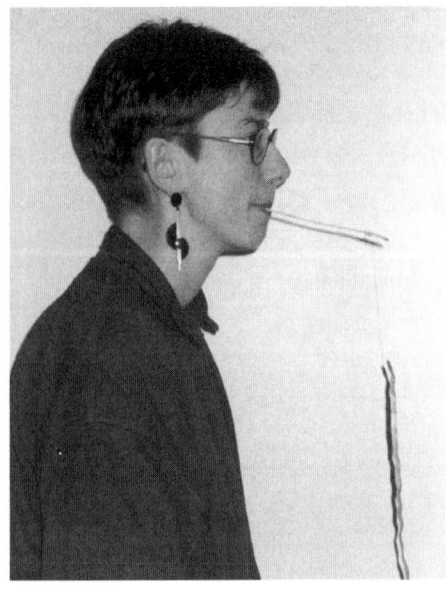

Durchführung: Jeder Spieler hat einen Schlangenspatel. Das freie Spatelende wird nur mit den Lippen festgehalten. Wenn Musik ertönt, bewegen die Spieler den Kopf nach oben (und stehen eventuell auf), so daß sich die (Luft-)Schlange bewegt.

Der magische Strohhalm

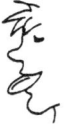 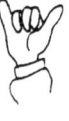

Dauer: 5 – 10 min

Material: pro Spieler ein dünner Strohhalm

Vorbereitung: keine

Durchführung: Den Kindern wird ein Zauberstück angekündigt. Ein/e TherapeutIn streckt ihre/seine Zunge heraus und macht sie ganz spitz. Nun wird die Strohhalmmitte senkrecht an die Zunge gehalten. Er rutscht jetzt von alleine an der Zunge herunter.

Bemerkung: Eventuell vorher die Zungenspitze bewußt machen oder den Spiegel zu Hilfe nehmen; den meisten Kindern gelingt die Übung jedoch spontan recht gut.

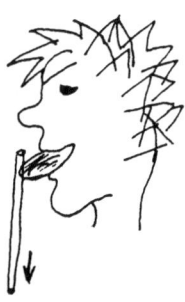

Windiger Clown

Dauer: 5 – 10 min

Material: Strohhalm, vier Mumobilder auf Papier, Klebstoff, eventuell Gummiband

Vorbereitung: Vier Bilder werden gegeneinander an einen Strohhalm geklebt. Bei den Flügeln eventuell ein Gummiband zur Befestigung anbringen (s. Bild).

Durchführung: In der lockeren Faust lassen sich die Mühlenflügel durch Gegenpusten herumwirbeln. – Das gepustete Bild wird nachgeahmt.

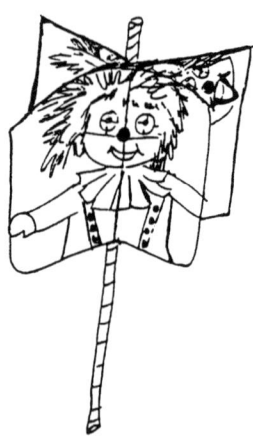

Variation: Man kann vorsichtig von Bild zu Bild oder aber auch mit Zielansage ("Bis zum …") pusten. Man kann z. B. auch Tierbilder nehmen und diese dann imitieren.

Schokoküsse-Wettessen

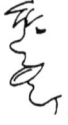

Dauer: 1 min

Material: Schokoküsse

Vorbereitung: keine

Durchführung: Die Hände werden auf dem Rücken versteckt, und auf Kommando beginnt das Schoкоküsseessen um die Wette. Danach muß der Mund nur mit der Zunge gesäubert werden.

Variation: Ein frischer Schokokuß läßt sich anders essen als ein alter (sind etwas fester). Küsse je nach Fähigkeiten des Kindes auswählen.

Kaugummi kauen

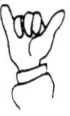

Dauer: 5 min

Material: Kaugummi

Vorbereitung: keine

Durchführung: Alle kauen Kaugummi. Zwischendrin muß der Speichel runtergeschluckt werden, ohne den Kaugummi mit runterzuschlucken (was manchen Kinder recht schwerfällt). Außerdem muß der Kaugummi bewußt im Mund mit der Zunge von einer Seite zur anderen transportiert werden.

Man kann ihn auch mal über die Zähne stülpen (mal oben, mal unten – das erfordert einige Zungenfertigkeit).

Variation: Wer kann, macht Kaugummiblasen, läßt sie platzen und muß die Lippen mit der Zunge ablecken.

Bemerkung: Diese Übung spricht kinästhetisches Empfinden besonders an.

Kranführer

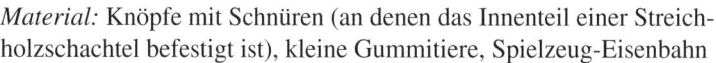

Dauer: 20 min

Material: Knöpfe mit Schnüren (an denen das Innenteil einer Streichholzschachtel befestigt ist), kleine Gummitiere, Spielzeug-Eisenbahn

Vorbereitung: Die Schachteln mit Schnüren am Knopf befestigen, Eisenbahn aufbauen.

Durchführung: Jedes Kind spielt Kranführer und nimmt dazu einen Knopf in den Mund (nicht hinter die Zähne), an dem eine Schachtel hängt. In diese Schachtel werden nun Tiere geladen, die die Kinder zur Bahn transportieren und dort in die Waggons abladen.

Variation: Es lassen sich natürlich verschiedene Dinge verladen (auch Goldbarren …). Damit kann man das Gewicht variieren und somit den Schwierigkeitsgrad der Übung verändern. Anstatt der Streichholzschachteln kann man auch ganz kleine Eimerchen an die Knöpfe hängen.

Zungenkreisel

Dauer: 20 min

Material: Zungenkreisel (siehe Anhang), Muggelsteine

Vorbereitung: Den Kreisel zusammenbasteln.

Durchführung: Nacheinander wird gedreht und nachgemacht; wer es richtig nachgemacht hat, erhält einen Muggelstein. Wer am Schluß die meisten hat, hat gewonnen.

Bemerkung: Schwerpunkte lassen sich mit den Symbolen auf dem Kreisel variieren.

Magneten

Dauer: 10 min

Warnhinweis: Bei Kindern unter drei Jahren Verschluckungsgefahr!

Material: Gegenstände (mindestens 1,5 cm groß im Durchmesser) in verschiedenen Formen und Größen mit Magnetboden (z. B. Rundmagneten), Tafel

Vorbereitung: keine

Durchführung: Magnetgegenstände mit den Lippen vom Boden aufnehmen, an die Tafel tragen und dort anbringen; danach mit den Lippen wieder aufnehmen und zurücktragen (schwer).

Variation: Auch daraus läßt sich ein Parcours mit mehreren Tafeln zusammenstellen. (Wie viele Magnete schafft jedes Kind in einer Minute?)

Spatel-Barren

Dauer: 10 min

Material: Holzspatel, Muggelsteine, Eimer, Stoppuhr, (Eierlöffel)

Vorbereitung: keine

Durchführung: Spatel wird längs in den Mund genommen, ohne Nutzung der Zähne; Lippenschluß und ruhige Zungenlage sind nötig, um den Muggelstein sicher zu transportieren. Am Ende geräuschvoll im Eimer landen lassen.

Variation 1: Wettkampf mit Stoppuhr veranstalten.

Variation 2: Staffellauf, aber jetzt wird der Spatel durch Eierlöffel ersetzt.

Zungendschungel = Mumodschungel

Dauer: 15 – 20 min

Material: Mumokarten, Korken, Figuren vom Hütchenspiel

Vorbereitung: durch Spielplanentwurf beim ersten Mal aufwendiger (siehe Abb.)

Durchführung: Das Spielfeld wird mit Korken zwischen den Lippen abgegangen. Auf den Mumofeldern werden entsprechende Aufgaben erfüllt.

Variation 1: Als Dschungel deklariert, ergibt sich ein abenteuerliches Feld, auf dem Indianer ihre Spuren lesen und sich auf Kriegspfade begeben.

Variation 2: Pfeife als eine Art Schwarzer Peter; vielleicht sind sie ja auf der Suche nach der geklauten Friedenspfeife. Der große Häuptling

"Mumo" aus dem Stamme der "Mumomaner" bestimmt die Bestrafungs-form für den Dieb, natürlich in Form von Mundmotorik am "Mumo"-Mar-terpfahl.

Variation 3: Spielfeld mit den schwieriger zu haltenden Hütchenfiguren ablaufen.

Bemerkung: Sicherlich ist ein konsequentes Vorgehen mit den Lippen zu anstrengend, daher ruhig einmal eine Schleichrunde mit den Händen einführen.

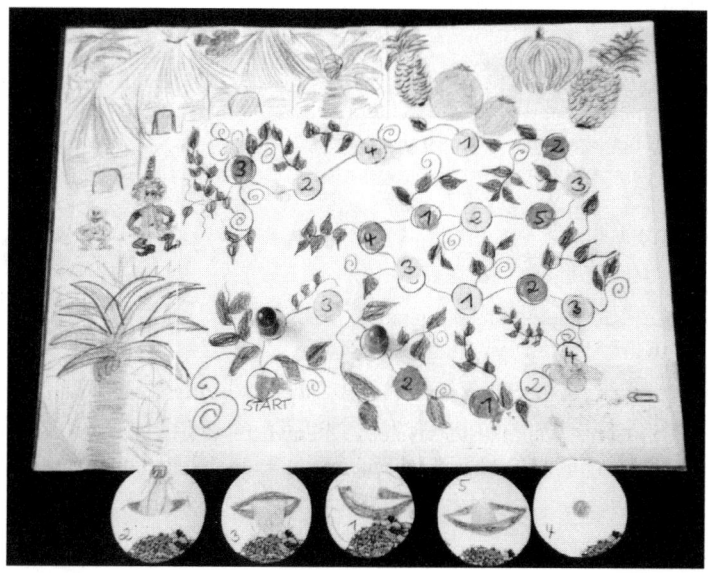

Lolly-Lecken

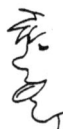

Dauer: 5 min

Material: Ökolollys

Vorbereitung: keine

Durchführung: Lolly mit den Lippen und der Zunge auf unterschiedlich-ste Weise lutschen: ganz bewußtes Vorgehen; TherapeutIn beschreibt die Berührungspunkte.

Variation: Ein Kind leckt auf eine bestimmte Art, die anderen Kinder imitieren es.

Gummibärchen-Waschanlage

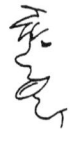

Dauer: 5 min

Material: Gummibärchen, Schaschlikspieße

Vorbereitung: Die Gummibärchen werden von unten auf der spitzen Seite der Schaschlikspieße aufgesteckt.

Durchführung: Die Gummibärchen werden mit der Zunge "gewaschen". Erst die Haare, dann die Arme, der Po usw. Zum Schluß sind die Bärchen ganz blank (d. h. "ganz sauber").

Variation: Zum Schluß die Bärchen ausschließlich mit den Lippen abnehmen.

Bemerkung: Wahrnehmungsgestörte Kinder haben Schwierigkeiten mit dem Körperschema! Und: Die Kinder sollen nicht den Schaschlikspieß hin- und herbewegen, sondern ihre Zunge!

Käferspiel

Dauer: 10 – 15 min

Material: Käferspiel (siehe Anhang), Farbwürfel, Zahlenwürfel, Mumozeichen

Vorbereitung: Käferfalten aufwendiger, aber vielseitig einsetzbar

Durchführung: Nach Farbenwürfel/Zahlenwürfel das Feld abwandern, beim Treffen auf Käfer Mumoaufgaben den Flügelchen entnehmen.

Mumo-Würfel

Dauer: 5 – 10 min

Material: Schaumstoffwürfel mit aufgesteckten Mumozeichen

Vorbereitung: Eventuell Schaumstoffwürfel herstellen.

Durchführung: Mumoübungen werden durch Würfeln bestimmt.

Variation 1: "Grabschen": a) Wer zuerst den Würfel erwischt, darf ein Mumobild vormachen. b) Es liegen identische Mumo-Karten auf dem Tisch. Wer das gewürfelte Bild erkennt und zuerst grabscht, darf die Übung ausführen und die Karte behalten.

Variation 2: Joker auf einer Seite des Würfels anstecken, zur freien Auswahl der Mumo-Übung.

Spechtfütterung

Dauer: 10 min

Material: fester Karton, Filzstifte, Lakritz, Strohhalme, Weingummi-Schnüre

Vorbereitung: Baum ausschneiden oder aufmalen.

Durchführung: In den festen Kartonbaum werden Löcher gebohrt, die dem o. a. Material festen Widerstand geben, wenn es hineingesteckt wird. Mit den Lippen sollen diese Teile rausgezogen werden.

Hockey

Dauer: 10–15 min

Material: Holzspatel, Wattebällchen, Holzbauklötze

Vorbereitung: keine

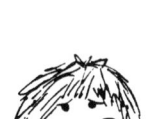

Durchführung: Die Bauklötze werden als Tore an je einem Tischende aufgebaut. Zwei Mannschaften versuchen mit dem Spatel zwischen den Lippen die Wattekugeln ins gegnerische Tor zu schießen.

Erdnußleine

Dauer: 15 min

Material: Erdnüsse, Nadel, Faden

Vorbereitung: Erdnüsse auffädeln.

Durchführung: Die aufgefädelten Erdnüsse werden mit den Lippen von der Schnur gezogen. Anschließend heiteres Nüsseknacken.

Himmel und Hölle

Dauer: 10 min

Material: Faltspiel

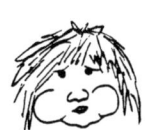

Vorbereitung: falten (eventuell mit allen gemeinsam)

Durchführung: Die im Spiel geöffnete Faltseite ist mit Mumosymbolen versehen und soll nachgeahmt werden.

Breitmaulfrosch

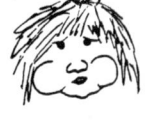

Dauer: 15 min

Material: Mundmotorikkarten, Froschhüpfspiel aus dem Handel

Vorbereitung: keine

Durchführung: Jedes Kind sucht sich eine Froschfarbe aus und versucht der Reihe nach, mit seinem Frosch auf einer Karte zu landen. Nach erfolgreicher Durchführung der Aufgabe darf es die Karte zur Seite legen. Wer hat am Ende die meisten Karten?

Variation: Wetthüpfen der Frösche

Gruselgeschichte

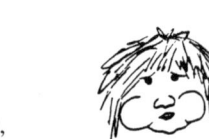

Dauer: 15 Min.

Material: Gruselgeschichte

Vorbereitung: keine

Durchführung: TherapeutIn liest die Geschichte vor, und die Kinder begleiten diese geräuschvoll (z. B. "huhuuu" = Gespenst, "wououou" = Wind, "schmatzen" = Eichhörnchen u. a.).

Gespensterschloß

Dauer: 15 min

Material: Spielplan mit Gespensterschloß (s. Abb.), Gespenstermumokarten, Büroklammern, Angeln

Vorbereitung: Spielplan herstellen (s. auch "Geisterschloß" von Fa. Schmid), Gespenstermumokarten malen.

Durchführung: Die Büroklammern werden an den Karten angebracht und verdeckt auf den Spielplan gelegt. Nun kann der Reihe nach geangelt und "gespenstert" werden.

Bemerkung: Wir haben die Gespenster auf magnetische Folie (Firma: Schubi) gemalt.

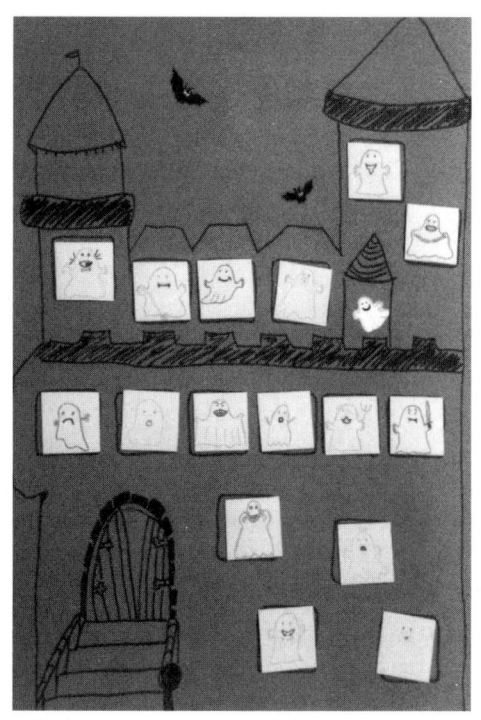

Geisterstunde

Dauer: 15 – 20 min

Material: Uhr aus einem Lernspiel, Wattebausch, Handtrommel, Mumokarten mit Uhrzeiten

Vorbereitung: Der Wattebausch wird auf dem Uhrzeiger befestigt.

Durchführung: Abwechselnd pustet je ein Kind den Uhrzeiger weiter. Nach dem Ertönen der Turmschläge wird verraten, was Gespenster um diese Zeit tun:

zwölf Uhr	*im Raum herumtoben*
ein Uhr	*Licht auspusten*
zwei Uhr	*gähnen*
drei Uhr	*schnarchen*
vier Uhr	*zischen leise (auf Ausatmung)*
fünf Uhr	*schnalzen leise*
sechs Uhr	*Hände aneinanderreiben*

sieben Uhr	*Gruselgesicht üben*
acht Uhr	*schnuppern*
neun Uhr	*einander zublinzeln*
zehn Uhr	*schmatzen, Lippen ablecken*
elf Uhr	*Zähne zeigen*

Bemerkung: sehr spannungsreiches Spiel

Gummibandtwist

Dauer: 5 – 10 min

Material: pro SpielerIn ein größeres Gummiband

Vorbereitung: keine

Durchführung: Jedes Kind streift sich den Gummiring über den Kopf, unter die Nase und unter die Ohren. Nun soll versucht werden, das Gummi ohne Hände, allein durch Grimassieren, bis zum Hals herabzurollen. Fotos machen!!!

Variation: a) Wettspiel – b) vor dem Spiegel

Mumo-Stars

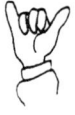

Dauer: 15 min

Material: Pappe, Klebstoff, Schere, Bilder von Popstars mit besonderen Mundstellungen, Würfel

Vorbereitung: Zwei Pappen gegeneinanderkleben, aus der oberen Pappe "Fenster" ausschneiden, Bilder hineinkleben, Fenster mit Farben oder Zahlen kennzeichnen.

Durchführung: Abwürfeln, Kinder schauen sich nun ihre Stars genau an und ahmen den Gesichtsausdruck nach.

Variation: Bilder von Fußballern, Comicbilder (z. B. Lucky Luke)

Nasenzwicker

Dauer: 10 – 15 min

Material: eine leere Streichholzschachtelhülle

Vorbereitung: keine

Durchführung: Ein Spieler setzt sich die Schachtel auf die Nase und versucht, sie ohne Hände der Nachbarnase zu übergeben. Schaffen wir eine Runde, ohne daß die Schachtel herunterfällt?

Variation: Schwedische Schachteln sind etwas größer, das erfordert eine neue Technik! Mit zwei Schachteln kann ein Wettspiel veranstaltet werden.

Bemerkung: Nichts für die Schnupfenzeit!

Lassokampf

Dauer: 10 min

Material: zwei flache Knöpfe an einer Schnur, Pferde

Vorbereitung: siehe Anhang

Durchführung: Wie der klassische Mft-Knopfkampf, der Gewinner bekommt ein Pferd o. ä.

Bemerkung:

– Beim Ziehen muß das Band waagerecht sein, sonst werden zu viele Hilfsmuskeln benötigt.
– Wir haben jeweils kürzere Schnüre mit nur einem Knopf genommen und sie mit kleinen Haken verbunden. So konnte sich jedes Kind problemlos mit jedem anderen messen.

Spitz, paß auf!

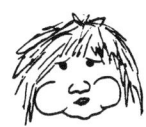

Dauer: 10 – 15 min

Material: "Spitz-paß-auf"-Spiel, Mäusemumokarten

Vorbereitung: Mäusemumokarten herstellen

Durchführung: Das Spiel wird gespielt wie sonst auch. Wer sich fangen läßt, zieht eine Mumokarte und macht die Aufgabe vor, bevor er selber Fänger ist.

Piratenbärte

Dauer: 5 – 10 min

Material: aus Pappe ausgeschnittene Bärte

Vorbereitung: Bärte herstellen

Durchführung: Die Bärte werden zwischen Nase und Oberlippe geklemmt. Wer kann seinen am längsten festhalten? Wer kann damit auch reden? Wer kann dann noch mit einem Auge zwinkern?

Bemerkung: Unterschiedliche Bärte regen zum Tauschen an.

Eierschnipp

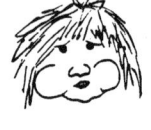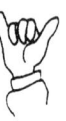

Dauer: 10 – 15 min

Material: Flohspiel, leerer Eierkarton, kleine Mumokarten

Vorbereitung: Die Mumokarten werden in die Vertiefungen des Eierkartons gelegt.

Durchführung: Abwechselnd werden die Chips aus dem Flohspiel auf das "Eiertablett" geschnippt. Die Aufgabe auf dem Kärtchen wird ausgeführt, und das Kärtchen darf behalten werden.

Variation: Die Fächer im Karton werden numeriert, und die SpielerInnen sammeln gleichzeitig Punkte.

Bemerkungen: Die Kinder haben oft Schwierigkeiten mit der nötigen Kraftdosierung in den Fingern. Etwas leichter geht es, wenn man von einem leicht erhöhten Bücherstapel schnippt.

Tactilo

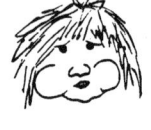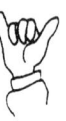

Dauer: 10 – 15 min

Material: "Tactilo" (= Tastlottospiel der Firma Schubi), Mumochips, Büroklammern

Vorbereitung: Erstellung kleiner Mumokarten; diese werden mit Büroklammern an den einzelnen Feldern der Tactilokarten befestigt.

Durchführung: Jeder Spieler erhält eine vorbereitete Grundkarte. Nun wird abwechselnd in das mit Gegenständen gefüllte Säckchen gegriffen. Der Gegenstand soll durch Fühlen erraten werden. Der Spieler mit der Abbildung auf der Karte macht die zugedachte Mumoübung und erhält den Gegenstand.

Variation: Jedes andere "präparierte" Lotto ist möglich.

Kirschkern-Weitspucken

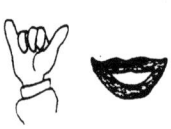

Dauer: 15 min

Warnhinweis: Bei Kindern unter drei Jahren Verschluckungsgefahr!

Material: frische Kirschen, eventuell Zentimetermaß

Vorbereitung: Kirschen waschen!

Durchführung: Dieser Wettbewerb sollte am besten draußen stattfinden oder aus dem Fenster heraus. Die SpielerInnen essen das Kirschfleisch und spucken den Kern so weit wie möglich.

Variation: Zielspucken (z. B. in einen Teller)

Bemerkung: Besonders wahrnehmungsgestörte Kinder haben bei der Differenzierung zwischen Kern und Fleisch Schwierigkeiten!

Tiefseetaucher

Dauer: 15 min

Material: Filmdosen, Magnete, Tesafilm, Knöpfe, Schnüre, Schüssel mit Wasser, Schätze für die Dosen

Vorbereitung: Auf die Filmdosen werden kleine Magnete geklebt. Für jeden Spieler wird eine Knopf-Magnet-Schnur hergestellt. In den Filmdosen werden Schätze versteckt, die Dosen werden in eine mit Wasser gefüllte Schüssel gestellt.

Durchführung: Jeder Spieler soll versuchen, mit seiner "Angel" eine Dose zu angeln. Dafür wird der Knopf hinter den Lippen festgehalten, und der nun am anderen Ende schwebende Magnet muß auf einem Filmdosenmagneten landen. Dann wird so die Dose hochgehoben. Jetzt kann der Schatz geborgen werden!

Bemerkung: Uns schien es zuviel des Guten, auch hier wieder Mumokarten zu verwenden, und wir haben lieber Goldfolie, Puzzleteile etc. als Schätze benutzt.

Schatzsucher

Dauer: 10 min

Material: Knopf-Magnet-Schnüre, Goldfolie, Magnete, Schüssel mit Wasser

Vorbereitung: Die Magnete werden einzeln mit der Goldfolie verpackt und in das Wasser gelegt.

Durchführung: Jeder Spieler versucht reihum, mit der Knopfangel ein Goldstück zu angeln.

Pferderennen

Dauer: 15 min

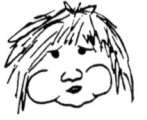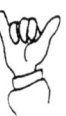

Material: stehende Pferde aus Pappe (eventuell von den Kindern selbst gebastelt), Bindfaden, Tesakrepp, Mumodollars

Vorbereitung: Ein langer Faden wird an jedem Pferd befestigt. Auf dem Fußboden wird in verschiedenen Abständen eine Tesakreppmarkierung angebracht, darauf wird eine Mumo-Karte mit Dollarzeichen gelegt.

Durchführung: Jeweils zwei SpielerInnen bestreiten ein Rennen: Die Pferde werden in einiger Entfernung aufgestellt, die Spieler haben das Fadenende in der Hand. "Auf die Plätze, fertig, los", und schon wickelt jeder, so schnell er kann. Bei den Markierungen heißt es "Stop", der Cowboy kriegt seinen Lohn und macht die Zusatzaufgabe. Erst dann darf er weiter aufwickeln, und bis er ans Ziel kommt, gibt's noch einiges zu erledigen.

Bemerkung: Manchen Kindern muß beim Aufwickeln geholfen werden.

Galgenmännchen

Dauer: 10 min

Material: Mumokarten (möglichst auf Blankospielkarten), Papier, Stift

Vorbereitung: Mumoübungen auf Blankokarten malen.

Durchführung: Alle sitzen im Kreis, und die Mumokarten werden verteilt. Nacheinander werden mit "Pokerface" die Karten in die Mitte geschmissen und vorgemacht. Nach jeder Runde kommt ein neuer Strich an den Galgen …

Bemerkung: Wichtig ist hier der "coole" Gesichtsausdruck. Die neue Rolle führt nicht selten zu anderer Stimmgebung und anderem Tonus!

Frau Zunge

Dauer: 10 min

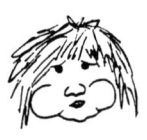

Material: Geschichte von "Frau Zunge"

Vorbereitung: keine

Durchführung: TherapeutIn erzählt die Geschichte, und die Kinder begleiten diese mit der entsprechenden Mundmotorik.

Frau Zunge

Der Wecker läutet.	*Zunge bewegt sich unter Stimmeinsatz zwischen den Mundwinkeln hin und her.*
	Zunge schaut aus Mund.
Frau Zunge will wissen, wie das Wetter ist. Sie schaut aus dem Fenster.	
Sie schaut hin und her und auch zum Himmel.	*Zunge bewegt sich rechts und links zu den Mundwinkeln hin und auch zur Nasenspitze.*
Sie beginnt dann aufzuräumen. Überall liegt Staub, der weggewischt werden muß.	*Zunge fährt von innen die obere und die untere Zahnreihe entlang.*
Sogar die Fenster muß sie putzen.	*Zunge fährt von außen die obere und die untere Zahnreihe entlang, Zahn für Zahn.*
Das war aber viel Arbeit! Frau Zunge hat Hunger und Durst. Sie kocht sich eine Suppe mit Knödeln	*Zunge drückt von innen gegen die Wangen.*
… und einen Eierkuchen.	*Zungenröllchen – wer's kann.*
Sie schmatzt und schlürft und schnalzt mit ihrer Zunge, so gut schmeckt es ihr.	*Entsprechende Bewegungen mit der Zunge durchführen.*
Frau Zunge ist sehr müde geworden. Sie schließt das Fenster und legt sich nieder. Wer genau hinhört, kann sie schnarchen hören.	*Zunge ruhig im Mund liegen lassen und schnarchen.*
Was macht Frau Zunge am nächsten Tag?	

(A. Holtz)

Mäuschen-Geschichte

Dauer: 10 min

Material: Geschichte

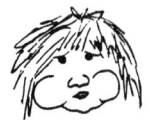

Vorbereitung: keine

Durchführung: Mäuschen-Geschichte vorlesen, und alle begleiten diese dementsprechend mundmotorisch.

Die Geschichte von der Maus

Es ist morgens sieben Uhr, die Sonne scheint schon, die Vögel zwitschern, und das Mäuschen schläft noch.

- Es hat verschlafen *(Zunge liegt flach im Mund, Schnarchen!)*.
- Plötzlich wacht es auf und reibt sich verwundert die Augen. Es läuft zum offenen Fenster *(offener Mund)*
- und schaut rechts und links hinaus *(Zunge rechts und links aus dem Mund)*.
- Doch weil es nicht genug sehen kann, steigt es auf das Balkongeländer *(Zunge auf die Unterlippe)*
- und läuft dort hin und her *(Zunge leckt Unterlippe ab von einem Mundwinkel zum anderen)*,
- um zu sehen, was draußen alles passiert. Da bekommt das Mäuschen Lust, einen Spaziergang zu machen. Es läuft ganz schnell hinaus *(Zunge herausstrecken)*.
- Doch kaum ist es draußen, da fällt ihm ein, daß es seine Sonnenbrille vergessen hat. Es läuft schnell noch einmal in den zweiten Stock *(Zunge zur Nase)*.
- Dann holt es sich noch aus dem Keller etwas zu trinken *(Zunge ans Kinn)*.
- Es wirft die Tür zu und klemmt sich dabei die Pfote ein *(auf die Zunge beißen)*.
- Das Mäuschen kommt auf seinem Spaziergang zuerst zum Spielplatz. Dort steigt es auf die Wippe *(Zunge rauf und runter)*,
- fährt Karussell *(Lippen mit der Zunge umfahren)*,
- dann macht es noch einen Handstand *(Zunge an den Gaumen)*.
- Das Mäuschen geht weiter und trifft unterwegs ein anderes Mäuschen. "Hallo du, willst du nicht mit mir gehen?" Doch das andere Mäuschen hat ein Gipsbein *(schnalzen)*
- und kann nicht gut gehen. So geht unser Mäuschen allein weiter. Es klettert auf einen Berg *(Zunge an die Nase)*
- und taucht im Bach nach Fischen *(Zunge ans Kinn)*.
- Danach macht es sich wieder auf den Heimweg. Unterwegs muß es noch durch einen Tunnel *(Lippen nach vorne stülpen, Zunge durchstrecken)*.

- Als es dann noch der Katze begegnet, pfeift es vor lauter Angst *(pfeifen)*,
- doch es kann sich noch retten. Zu Hause angekommen, hat es dann großen Hunger und ißt sich ganz dick *(Zunge breit machen)*.
- Dann sucht es sich ein schönes Schlafplätzchen *(Zunge in rechte und linke Wange, suchend)*
- und legt sich hin zum Schlafen *(Zunge flach im Mund)*.

(U. Franke)

Ein Cowboy-Tag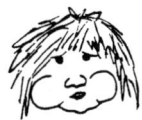

Dauer: 10 min

Material: Cowboy-Geschichte, Salzstangen

Vorbereitung: keine

Durchführung: Vorlesen der Geschichte und dementsprechend begleiten.

Ein Cowboy-Tag

Früh am Morgen liegt der Cowboy Jim am Lagerfeuer und schläft *(schnarchen)*. Als die Sonne die Nase kitzelt, muß er niesen *(hatschi)*, und er wacht auf. Aber ein bißchen müde ist er noch *(gähnen, recken)*. Er ruft sein Pferd und reitet in die Stadt *(schnalzen)*. Im Saloon bestellt er einen Whisky und leert ihn in einem Zug *(schlürfen)*. Zum Frühstück gibt es eine Kraftstange *(Salzstange mit den Lippen aufnehmen)*. Nach dem Essen putzt sich Jim mit der Zunge die Zähne – oder habt ihr schon mal einen Cowboy mit Zahnbürste gesehen? Inzwischen ist es schon ganz schön heiß geworden. Die Fliegen schwirren ihm um den Kopf. "Haut ab", murrt Jim und pustet sie weg *(Luft nach oben pusten, so daß eventuell die Haare fliegen)*. Nun setzt er sich auf sein Pferd und reitet zurück in die Prärie *(schnalzen)*. Dort trifft er den zahnlosen Joe, und der meint: "Ganz schön heiß heute" *(Opa-Sprache)*. Jim nickt nur, denn zum Reden ist es eigentlich viel zu heiß. Deshalb beschließt er, den Rest des Tages unter einem Baum im Schatten zu verschlafen.

(U. Burhop)

Drei Freunde

Dauer: 10 min

Material: Geschichte (Burhop)

Vorbereitung: keine

Durchführung: Vorlesen der Geschichte und entsprechend begleiten.

Wecken der Bauernhoftiere

(in Anlehnung an "Freunde" von Helme Heine)

Johnny Mauser möchte seinem Freund, Franz von Hahn, eine Freude machen und will für ihn die Tiere auf dem Bauernhof wecken. Der Wecker für Johnny klingelt ganz leise	*l-l-l im Mund*
und Johnny reibt sich verschlafen die Augen.	*Augen reiben*
Er trippelt ganz leise aus dem Mauseloch	*mit Fingern auf Oberschenkel tippen (tiptiptip)*
und läuft zum Hühnerstall. Dabei muß er am Misthaufen vorbei und rümpft die Nase, weil es so stinkt.	*Nase rümpfen*
Um die Hühner zu wecken, fletscht er wie ein Fuchs die Zähne.	*grrr, Zähne fletschen*
Dann läuft er zum Schweinestall.	*tiptiptip*
Hier braucht er nur zweimal besonders laut zu grunzen,	*grunzen, wie ein Schwein*
und alle sind wach. Nun noch schnell in den Pferdestall.	*tiptiptip*
Johnny schnalzt mit der Zunge,	*schnalzen*
und schon stellen die Pferde die Ohren auf! Jetzt flitzt Johnny noch zu den Schafen.	*tiptiptip*
Völlig außer Atem muß er erstmal tief durch die Nase einatmen.	*Nasenatmung*
Das Mutterschaf ist schon wach und leckt ihr kleines Lämmchen trocken.	*Schleckbewegung mit der Zunge*
Johnny weckt die anderen Schafe mit leisem Pfeifen.	*pfeifen*
Nun sind alle wach, und Johnny muß sich nur noch an der Katze vorbeischleichen	*vorsichtig tippeln*

und hält dabei die Luft an.	*Luft einsaugen*
Huh, das war knapp!!!	
Wieder in seinem Loch ange-	
kommen, frühstückt Johnny	
erstmal ein Stückchen Käse,	*schmatzen, hmmm!*
leckt sich die Lippen ab	*Lippen lecken*
und – ja, nun wird er müde und	*schnarchen*
schließt die Augen. Wer gut hören	
kann, hört jetzt ein kleines	
Mäuseschnarchen.	

Weitere Spielmöglichkeiten mit Mumokarten:

– Memory
– Schwarzer Peter
– Erkegeln
– Abwerfen
– Flaschendrehen

Themenspezifisch lassen sich Katzen, Indianer, Dinos usw. auf Mumokarten gestalten. Es gilt: Keine Angst vor Wiederholungen!!!

4.4. Pusten

Es gibt zwei Möglichkeiten der gezielten Luftstromlenkung:

1. Blasen
Die Ausatmung wird verlängert, indem der Luftstrom *langsam* durch die geringe Lippenöffnung entweicht.

2. Pusten
Die Ausatmung erfolgt *kurz und scharf,* wobei hier der Musculus buccinator besonders aktiv ist. Da das Pusten eine leichtere Funktion als die des Blasens ist, ist es als Voraussetzung für das Blasen anzusehen.

Wir haben uns darauf geeinigt, die beiden Funktionen unter Pusten zusammenzufassen. Es hat sich gezeigt, daß bei den Spielen und deren Beschreibung die Funktion oft innerhalb der Spiele wechselt, oder es gibt Spiele, bei denen bewußt an das Pusten noch ein Blasen drangehängt wird. Außerdem variieren die Kinder nicht selten die Funktion, um das Ergebnis zu verändern.

Ziele des Pustens:

- gezielte, bewußte Luftstromlenkung je nach Intention und Krafteinsatz;
- Aktivierung des Trompetermuskels und des Lippenringmuskels;
- Aktivierung der gesamten Atemmuskulatur;
- Verbesserung der motorischen Geschicklichkeit von Lippen, Zunge, Wangen;
- Aufbau der orofacialen Muskulatur und Verbesserung des orofacialen Muskelgleichgewichts;
- gesamtkörperliche Spannungsregulierung.

Bei Pusteübungen soll insbesondere auf gute Haltung geachtet werden, damit der Luftstrom nicht zusätzlichen Hindernissen ausgesetzt ist und gut fließen kann. Wichtig ist es auch, darauf Wert zu legen, daß die Pusteunterlage glatt genug ist (z. B. Glas), bei unbehandeltem Holz beispielsweise kann es für pusteschwächere Kinder schwierig sein. Außerdem sollen die SpielerInnen sich beim Pusten nicht zu sehr verausgaben (dies geschieht oft aus dem Wunsch heraus, es besonders gut machen zu wollen), angemessene Pausen sind hier angezeigt.

Ballon schweb

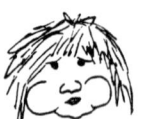

Dauer: 10 min

Material: Japanball (erhältlich in Spielwarenläden), Strohhalme, Farbwürfel, Landkarte, Zielfiguren

Vorbereitung: keine

Durchführung: Mit dem Strohhalm wird der Japanball zu einem x-beliebigen Ziel gepustet.

Variationen: Gepustet wird an aufgemalten Pfeilen entlang,
- Richtung an Farbwürfeln orientiert mit farbigen Zielpunkten,
- über Landkarten hinweg, mit der Intention, einen Heißluftballon über Städte und Wälder ziehen zu lassen,
- um die Wette.

Blubberspaß

Dauer: 5 min

Material: Gläser, Brausewasser, Strohhalme

Vorbereitung: keine

Durchführung: Was sonst verboten ist, ist hier erlaubt: einfach mittels Strohhalm munteres Blubbern erzeugen.

Bemerkung: Übung ist ausgesprochen motivierend, bildet lockeren Abschluß oder auch Einstieg, führt zu sicheren Erfolgserlebnissen.

Autorennen

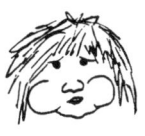

Dauer: 10 – 15 min

Material: kleine, leichte Plastikautos, Tesakrepp, Streichhölzer, Strohhalme, Papier, Bausteine

Vorbereitung: Falls alles greifbar, keine; ansonsten das Stadtbild aufmalen, welches sich auch gut als Gruppenthema in vorhergehender Stunde erstellen läßt.

Durchführung: Autos werden mittels Strohhalm und Pusten auf die Strecke gebracht

– um die Wette puste-fahren,
– über Straßen, gelegt aus Schaschlikspießen, geklebt aus Tesakrepp,
– Parkübung auf vorgemalte Parkplätze, in gebaute Garagen (Lego oder Bausteine).

Variation 1: Straßen bzw. Stadtbild aus Riesenbilderbuch verwenden oder auf Fotokarton aufmalen; je nach Aufträgen sollen die Autos zu den verschiedenen Läden gepustet werden; jedes Kind darf sich für ein anderes einen Einkaufszettel ausdenken.

Variation 2: Hindernis-Cross-Rennen
Mit Tesakrepp (leicht entfernbar) werden Straßenverläufe auf den Boden oder Tisch geklebt. Durch stellenweises Unterlegen von Streichhölzern werden Hindernisse eingebaut, über welche die Autos hinweggepustet werden.

Variation 3: Ein Hurrikan macht alles dem Erdboden gleich.

Magic candles

Dauer: 5 min

Material: Streichhölzer, magische Kerzen

Vorbereitung: keine

Durchführung: Immer nur pusten, da sich die Kerzen geheimnisvoll stets aufs neue entzünden, erst Feuchtigkeit bringt sie zum endgültigen Erlöschen.

Variation: Magic candles in ein Zauberthema einbauen, z. B. eine Zaubergeschichte entwickeln.

Vogel flieg!

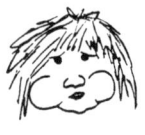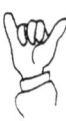

Dauer: 15 min

Material: farbiger oder weißer Bastelkarton,
Bindfaden, Klebestreifen

Vorbereitung: Vögel basteln; auf weißen Karton gemalte Vögel können
gemeinsam ausgemalt und ausgeschnitten werden.

Durchführung: An Fäden befestigte Papiervögel werden pustend zum
Flattern gebracht.

Variation: Gemeinsam ein Mobile gestalten.

Federn pusten

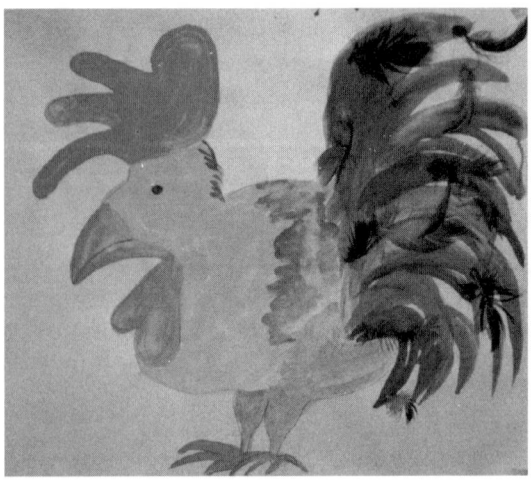

Dauer: 10 min

Material: Federn aus dem Bastelshop, Strohhalm,
eventuell Aquariumschlauch, Kleister und Papier

Vorbereitung: gering, eventuell Papier einkleistern; übrigens: Kleister
sollte stets als Vorrat angerührt im Gläschen verfügbar sein.

Durchführung:

Federn werden gepustet
– über den Tisch,
– von Hand zu Hand,
– auf einen vorgezeichneten, eingekleisterten "Gockelbody".

Frau Mumo

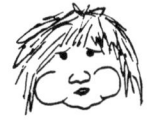

Dauer: 30 min

Material: Papier, Wasserfarben, Pinsel, Locherschnipsel oder Federn

Vorbereitung: keine

Durchführung: Gemeinschaftsbild nach einer bekannten Märchenfigur schaffen und im Anschluß mit Pusten die Schnipsel auf gekleisterte Bildfläche wirbeln lassen.

Bemerkung: sehr motivierend

Watte pusten

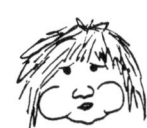

Dauer: 30 min

Material: Watte, eventuell Kleisterbild

Vorbereitung: Geschichte auswählen oder erfinden.

Durchführung: Während des Erzählens wird an entscheidenden Stellen die Watte durch die Luft gepustet. Geeignete Geschichtenbilder sind:
– Winter, Schneeflocken, Schneemann,
– schöner Traum, Wolken,
– Schäfer, Hund und Schafe.

Variation 1: Alle Themen können nach dem Erzählen als Bild gepustet kreiert werden.

Variation 2: Unterschiedliche Windstärken pustend erzeugen.

Meister Klecks

Dauer: 15 – 20 min

Material: Papier, Pinsel, Wasserfarben

Vorbereitung: keine

Durchführung: Richtig eingeschlemmte Farben werden mit dem Pinsel auf Papier gekleckst und anschließend durch Pusten über das Blatt getrieben.

Variation 1: Gemeinschaftsbild "modern art" oder mit der intentionalen Vorgabe von Feuerwerk oder Tierfasching

Variation 2: Um die Wette, jeder die eigene Bahn entlang.

Confettifest

Dauer: 10 min

Material: Confetti, Papier und Kleister

Vorbereitung: Mit dem Kleister etwas auf das Papier malen.

Durchführung: Munteres und buntes Treiben durch Pusten des Confetti, das dann am Kleister kleben bleibt und ein schönes Poster ergeben kann.

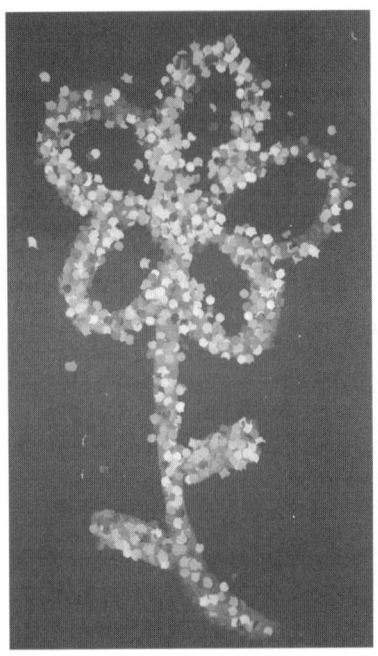
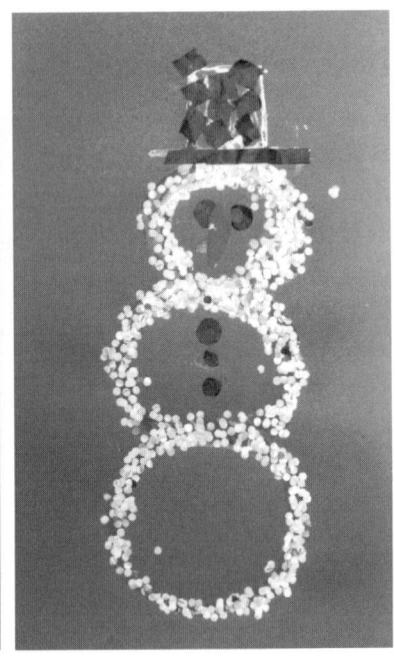

Schiffchen fahren

Dauer: 10 min

Material: Schiffchen, Schüssel, Wasser, Strohhalme

Vorbereitung: keine

Durchführung: Schiffchen gefaltet, aus Korken, Nußschalen oder Moosgummi werden über die Wasseroberfläche gepustet.

Variation 1: Verschiedene Windstärken nach Wetteransage erzeugen.

Variation 2: Zur Entlastung auch einmal ohne Halm pusten (Piratenthema).

Transparentes Gestalten

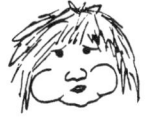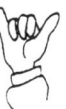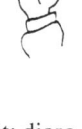

Dauer: 20 min

Material: Transparentpapier, Kleister

Vorbereitung: keine

Durchführung: Das Zerreißen der Papiere gehört in die Spieleinheit; diese Fetzen werden durch wildes Durcheinanderpusten gemischt und anschließend zu einem Gemeinschaftswerk thematisch gestaltet (Wiese, Wald, Wasser, Himmel, Erde, Feuer … was Euch einfällt).

Herbst

Dauer: 20 min

Material: Blätter, Fäden, Kleister

Vorbereitung: gering, da das Sammeln der Blätter ein vorausgegangener Auftrag sein sollte.

Durchführung: Nach einem mächtigen Blätterwirbel, natürlich gepustet, können die Blätter wieder auf kreative Weise zu Papier gebracht werden.

Variation 1: Als Blätterkette und Raumschmuck gestalten.

Variation 2: Gibt es vielleicht sogar einen Garten oder Balkon? Warum dann nicht einmal einen echten Wirbel veranstalten?

Ostereierpusten

Dauer: 30 min

Material: Eier, Schüssel, Schneebesen, einige Gewürze, Kochgelegenheit und Pfanne

Vorbereitung: keine

Durchführung: Eier werden ausgepustet und mit anschließendem heiteren Eierbacken sofort verzehrt.

Variation: Als weitere Einheit werden die ausgepusteten Eier gestaltet, z. B. Klecksepusten, Confettipusten oder auch einfach nur bemalen.

Bemerkung: Pusteschwache Kinder brauchen größere Pustelöcher.

Kuller-Kugel

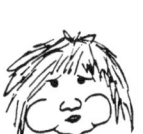

Dauer: 10 min

Material: Bastelkugeln (Bastelshop), Strohhalme, Schnüre und Figuren

Vorbereitung: keine

Durchführung: Alle verteilen sich um einen Tisch. Eine Kugel soll durch Pusten mit oder ohne Strohhalm auf der Tischfläche gesteuert werden, solange es geht.

Variation 1: Es werden Spielgruppen gebildet, die gegeneinander Punkte sammeln, wenn die Kugel bei der gegnerischen Gruppe durch ein (breites) Tor fällt.

Variation 2: Wettstreit entlang gelegter Schnüre auf dem Boden

Variation 3: Slalompusten um aufgestellte Figuren oder Kegel

Schafe und Wolf

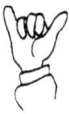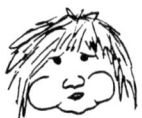

Dauer: 20 – 30 min

Material: Wattebällchen, Heulschlauch, Strohhalme, Karton, Kleister

Vorbereitung: Eine Seite des Kartons wegschneiden.

Durchführung: Der Heulschlauch trägt die Bedeutung eines Wolfes, die Wattebällchen bilden die Schafherde, die Kinder sind Hirten oder Hirtenhund. Durch Pusten mit oder ohne Strohhalm sollen die Schafe in den Stall getrieben werden, wenn der Wolf zu heulen beginnt. Ein umgekehrt aufgestellter Schuhkarton mit einer ausgeschnittenen Seite dient dazu. Natürlich möchte jedes der Kinder einmal Wolf sein. Bei entsprechender Raumgröße kann eventuell sogar ein Rudel riskiert werden.

Variation: Ein großes Bild dieses Themas wird gestaltet. Dabei bleiben Watteflocken, natürlich gepustet, an Kleisterfläche hängen. Mit Kopf, Beinen und Schwänzchen werden die Schäfchen zeichnerisch vollendet.

Labyrinth

Dauer: 20 min

Material: Bausteine, Bastelkugel

Vorbereitung: keine

Durchführung: Alle machen mit bei dem Bau von Irrwegen mit allen vorhandenen Bausteinen. Da hindurch soll dann jeder die Kugel mit einem Strohhalm bis zum Ausgang pusten.

Pustemännchen, komm!

Dauer: 5 – 10 min

Material: Pustefiguren (siehe Anhang)

Vorbereitung: Pustefiguren basteln

Durchführung: Die Pustefigur steht auf einem Tisch oder einer glatten Oberfläche. Sie wird nun von SpielerIn zu SpielerIn gepustet und soll dabei möglichst nicht umfallen.

Variation 1: Man kann auch mit dem Strohhalm pusten.

Variation 2: Auf dem Tisch können Hindernisse/Ziele stehen, um die die Figur gepustet werden muß bzw. auf die sie treffen soll.

Richards Feder

Dauer: 5 min

Material: Strohhalme (möglichst mit Knick), Federn

Vorbereitung: keine

Durchführung: Die Feder wird zum Teil in den Strohhalm gesteckt. Durch kräftiges Pusten soll nun die Feder aus dem Strohhalm fliegen.

Bemerkung: Je weiter man die Feder in den Strohhalm steckt, desto schwieriger ist das Herauspusten!

Wilhelm Tell

Dauer: 10 min

Material: Strohhalme, Zahnstocher aus Holz, Pappkarton mit ausgeschnittenem Apfel

Vorbereitung: In einen Pappkarton werden zwei verschieden große Äpfel geschnitten.

Durchführung: Die Kinder stecken die Zahnstocher in die Strohhalme und haben so richtige Pusterohre. Der Pappkarton wird von einer Therapeutin gehalten. Die Kinder stellen sich abwechselnd in einem gewissen Abstand vor den Karton und versuchen, ihr Stäbchen durch den Apfel zu schießen.

Bemerkung: Vorher sollte man kurz die Geschichte von Wilhelm Tell erzählen. Wenn man zwei verschieden große Äpfel ausschneidet, hat man gleich eine Schwierigkeitssteigerung dabei.

Das Luftballonknäuel

Dauer: 5 – 10 min

Material: Luftballon, Faden

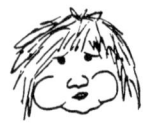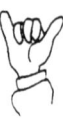

Vorbereitung: Der Luftballon wird aufgepustet, bis er einen Durchmesser von ca. 15 cm hat. Dann wird der Faden drum herum gewickelt.

Durchführung: Die Spieler sitzen im Kreis, und der Luftballon wird von der Hand hinunter zu einem anderen Mitspieler gepustet. Der wickelt sich den Faden um die Hand und pustet den Ball weiter, so daß ein Netz entsteht.

Bemerkung: Der Luftballon darf nicht zu groß sein, sonst wird das Pusten zu schwer. Leider kann man den Ballon nur kurzfristig vorbereiten, sonst ist im wahrsten Sinne "die Luft raus"!

Hüte im Wind

Dauer: 5 min

Material: Papier, Filzstift, Watte, Pappe

Vorbereitung: Auf eine Pappe werden verschiedene Menschen gemalt; Hüte auf ein Blatt malen, darauf dann Wattebommel kleben, ausschneiden.

Durchführung: Jeder Spieler kriegt einen oder mehrere Hüte. Nacheinander wird nun gezielt versucht, die Hüte zu den Menschen zu pusten. Es geht natürlich auch andersherum! Vielleicht gibt's auf dem Spielplan ja auch Pfützen, in denen die Hüte nicht landen dürfen!

Variation: Bei geschlossenem Mund kann durch die Nase geblasen werden (4.7.).

4.5. Saugen/Ansaugen

Sauge- und Ansaugspiele haben für uns in der Zwischenzeit an Bedeutung gewonnen, weil wir festgestellt haben, daß viele Kinder nicht zwischen Saugen und Pusten unterscheiden können und sich hier Schwierigkeiten in der Bewegungsplanung zeigen (Dyspraxie). Je nach Kind muß ausprobiert werden, welches Saugmedium (Strohhalm, dickerer Aquariumsschlauch etc.) und welches anzusaugende Medium (dünnes Pergamentpapier, Watte, dickeres Stück Pappe etc.) benutzt werden kann. Es gilt: Je geringer der Durchmesser des Strohhalms oder Schlauchs und je länger dieser ist, desto schwieriger ist es, etwas zu saugen oder anzusaugen. Es versteht sich fast von selbst, daß es leichter ist, ein Stück Watte oder Pergament anzusaugen, als dieses mit einem Stück Pappe zu tun. Wir haben uns angewöhnt, die Vorstellungshilfe "Trinken" als Hilfestellung einzusetzen oder sogar darüber das Saugen überhaupt erst anzubahnen.

Ziele des Saugens/Ansaugens:

- Aktivierung der Zwerchfellmuskulatur,
- Stärkung des Lippenringmuskels,
- Spannungsaufbau in der Zunge und ihre Kräftigung,
- Aktivierung der gesamten orofacialen Muskulatur,
- Förderung der Beweglichkeit des Gaumensegels,
- gesamtkörperlicher Spannungsaufbau.

Papierstreifendrink

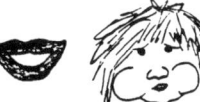

Dauer: 10 oder auch 30 min

Material: buntes Seidenpapier, Strohhalme, Pappe, Styropor, Gold- und Silberfolie

Vorbereitung: keine

Durchführung: Je nach Thema wird entsprechendes Material gerissen, zerkleinert oder in Formen geschnitten. Mit dem Strohhalm werden die Schnipsel angesaugt und auf einer mit Kleister vorbereiteten Papierfläche abgelegt. Es entstehen Bilder nach Märchen oder Jahreszeiten.

Variation 1: Drachen basteln, wobei der Drachenschwanz aus zuvor angesaugten Papierstreifen gefertigt wird.

Variation 2: weitere Ideen zur Collagenarbeit, z. B. mit den Themen Winter, Froschkönig, Sterntaler

Bemerkung: Die angegebenen Materialien bedeuten zum einen aufgrund ihrer Gewichtsunterschiede eine Schweregradsteigerung, bieten zum anderen eine zusätzliche Gestaltungsmöglichkeit.

Wasser marsch

Dauer: 15 min

Material: spiralige Partystrohhalme, Wasser, Brause, Schüssel

Vorbereitung: keine

Durchführung: Zunächst Blubberspaß zulassen, dann bis zu einer bestimmten Markierung die Brause ansaugen und nach abgesprochenem Zeichen lösen.

Variation 1: Angesaugte Flüssigkeit in weiteren kleinen Behälter füllen.

Variation 2: In Etappen entleeren (sehr schwer).

Variation 3: Wettspiel in Gruppen mit anschließendem Mengenvergleich.

Variation 4: Jetzt darf die Brause getrunken werden (natürlich nur, wenn jedes Kind einen eigenen Becher hatte).

Staffellauf

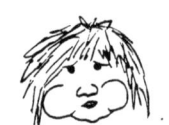

Dauer: 15 min

Material: kleine Wattebäusche an Büroklammern, Blecheimer und pro Kind einen Teller, Strohhalme

Vorbereitung: keine

Durchführung: Die Kinder sitzen in einer Reihe. Der Wattebausch wird vom ersten Kind angesaugt und auf dem Teller des Nachbarn abgelegt. So geht es weiter, bis das letzte Kind den Wattebausch aufgenommen hat. Es läßt ihn dann in den Blecheimer fallen. Es wird um Ruhe gebeten, damit das Klicken im Eimer zu hören ist!

Saugpuzzle

Dauer: 10 min

Material: Strohhalme, in Schnipsel geschnittenes Bild

Vorbereitung: keine, wenn die Schnipsel fertig sind

Durchführung: Die Schnipsel werden nacheinander von den Kindern angesaugt und zu einem Bild zusammengesetzt.

Variation 1: "Dalli-Klick": Ein Bild (auf Pappe geklebt, damit es nicht mit angesaugt wird) ist mit Schnipseln zugedeckt. Diese werden nach und nach angesaugt, und das Bild wird erkennbar. Wer errät zuerst, was auf dem Bild ist? Husten verboten!

Variation 2: Aus einem Bild kleine Teile ausschneiden, das durchlöcherte Bild auf eine Pappe kleben. Die Schnipsel nun nacheinander ansaugen und einfügen.

Bemerkungen:

– Für unsere Kinder war es hilfreich, ein unzerschnittenes Original zum Vergleich zu haben. Das Zusammensetzen hätte sie sonst überfordert.

– Die Schnipsel dürfen nicht zu groß sein, sonst sind sie zu schwer.

– Manche Kinder drehen den Strohhalm samt angesaugtem Schnipsel noch im Mund, damit er gleich richtig auf der Vorlage plaziert werden kann.

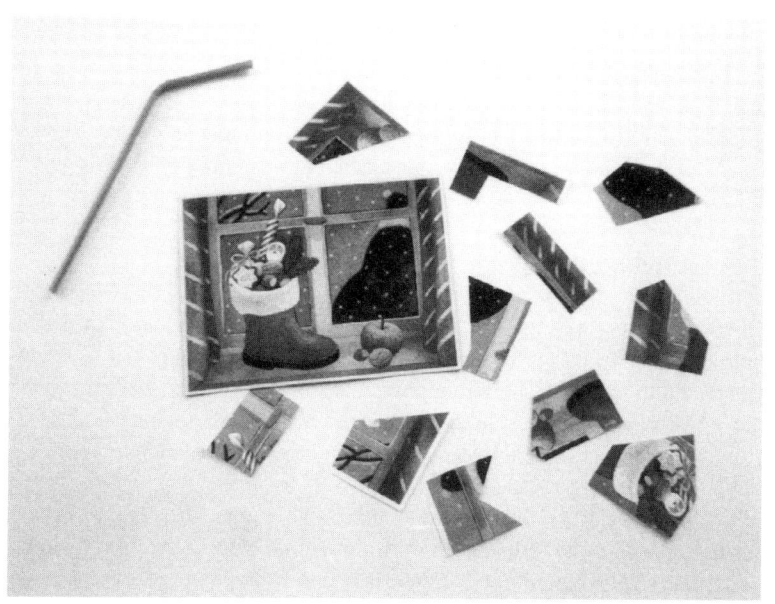

Streichholzschachtelmemory

Dauer: 10–15 min

Material: mindestens 10 Inlets von Streichholzschachteln, entsprechend der Anzahl Mumobildpaare, Strohhalme

Vorbereitung: Die Karten werden unter den Schachteln versteckt.

Durchführung: Memoryregeln; die Schachteln werden mit dem Strohhalm angesaugt, die erscheinenden Mumobilder werden von der/dem SpielerIn vorgemacht, und die Gruppe vergleicht, ob es identisch ist.

Variation 1: Es müssen nicht immer Mumobilder sein, dies kann die Kinder auch überfordern.

Variation 2: Die angesaugten Inlets können übereinander gestapelt werden.

Bemerkung: Die Schachteln sind relativ schwer, es ist also mehr eine Übung für Fortgeschrittene.

Ansaugen verschiedener Materialien:

– Ostereier aus Tonpapier,
– Goldstücke aus Goldfolie (Piratenthema, Postkutschenraub),
– Sterne aus Goldfolie (Advent).

Allgemeine Variationen zum Thema Ansaugen:

– Kleidungsstücke von Anziehpuppen,
– selbstentworfene Stickers tauschen,
– gebastelte Buttons in Verlosungssack plumpsen lassen,
– Kettenspiel: ansaugen und weitergeben.

4.6. Ruhelagepunkt

Eine vorverlagerte Zunge kann zu einer Zahnfehlstellung führen, die durch eine isolierte Zahnregulierung nicht behoben werden kann. Die Zungenspitze soll in Ruhelage hinter den Schneidezähnen liegen, so können auch die Lippen geschlossen sein und Gegendruck auf die Zähne ausüben. Der Ruhelagepunkt stellt zudem den Beginn für einen normalen Schluckablauf dar (siehe auch 1.1.).

Die bewußte Hinführung der Zungenspitze an den Ruhelagepunkt erfordert gute Koordination und Eigenwahrnehmung. Deshalb sollten Übungen zum Ruhelagepunkt erst im Verlauf der Therapie angeboten werden und können dann immer wieder miteinfließen. Zur Erleichterung der Anbahnung kann ein taktiler Stimulus mit einem Holzspatel gegeben werden.

Ziele:

• korrekte Lage der Zunge in Ruhe fördern, um Zahnfehlstellungen vorzubeugen bzw. zu korrigieren,
• Anbahnung eines korrekten Schluckmusters.

Zauberpunkt

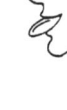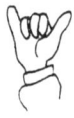

Dauer: 3 min

Warnhinweis: Es besteht Verschluckungsgefahr.

Material: Spatel, Gummiringe (siehe Bezugsadressen S. 125; keine Haushaltsringe verwenden!)

Vorbereitung: keine

Durchführung: Ein wenig spannender wird der Zauberpunkt dargeboten, wenn auf seine wesentliche Rolle in den weiteren Stunden hingewiesen wird, in Verbindung mit aufregenden Geschichten und so mancherlei Tricks, die nur mit seiner Hilfe gelingen können.
Zum Kennenlernen wird ein Holzspatel vom Therapeuten an die bestimmte Stelle (den Alveolarkamm) getippt. Nach kurzem Spüreindruck soll die Zunge dieselbe Stelle berühren.

Variation 1: Mit "Ökozeug", Honig und auch mal Nutella soll der Zauberpunkt fixiert werden.

Variation 2: Eßpapierstückchen an den Zauberpunkt bringen; dient als Vorstufe für die festeren Gummiringchen.

Variation 3: Zungenspitze transportiert kleine Gummiringe bei geöffnetem Mund ruhig rein und raus. Intentionen von Garagen, Bahnhof, Balanceakt etc. sind hilfreich.

Variation 4: Die Ringchen berühren gezielt den Alveolarkamm.

Kennwort

Dauer: 15 min

Material: Geschichten erzählt, vorgelesen oder auf Kassette

Vorbereitung: keine

Durchführung: Personen- oder Tiernamen dienen als Kennwort. Tauchen sie auf, führt jeder auf sein Kennwort hin den Zauberpunkt vor.

Variation: Auszählvers wird gemeinsam aufgesagt; wer raus ist, führt den Punkt vor.

Signal

Dauer: 10 min

Material: Klangstäbe oder Glöckchen

Vorbereitung: keine

Durchführung: Eine Geschichte wird vorgelesen und ab und an durch ein auditives Signal unterbrochen. Auf dieses Zeichen hin soll ein jeder mit seiner Zunge den Zauberpunkt berühren bzw. den Ruhelagepunkt überprüfen (je nach Übungsstand).

Bemerkung: Um eine Automatisierung zu erreichen, empfiehlt es sich, regelmäßig Übungen zum Ruhelagepunkt einzufügen.

4.7. Nasenatmung

Die Atmung durch die Nase stellt die natürliche Atmungsform dar. Der Mund bleibt mit locker aufeinander liegenden Lippen geschlossen, und die Zunge befindet sich in der Ruhelage. Die normale Reizung der Nasenschleimhaut begünstigt reflektorisch unter anderem die Einatmungsstellung des Brustkorbes und regt einen festen Mundschluß an. Nasenatmung ist für die dauerhafte Korrektur der Zungenlage notwendig. Kinder, denen ein Mundschluß erst nicht möglich (oder zu anstrengend) ist, verzichten meist auf die Nasenatmung. So können anfangs einige Übungen nur kurz durchgeführt werden, da die Kinder förmlich nach Luft "schnappen", wenn sie sich aus mangelnder Erfahrung nicht auf die Nasenatmung verlassen.

Eine erschwerte Nasenatmung kann auch primär organische Ursachen haben, die durch einen HNO-Arzt abgeklärt werden sollten.

Nichts für die Schnupfenzeit!

Ziele:

• Bewußtmachung des Atemweges durch die Nase,
• Differenzierung von Ein- und Ausatmung,
• Aktivierung der gesamten Atemmuskulatur,
• Aufbau einer Gesamtkörperspannung für das Nasenschnauben,
• Mundschluß.

Nasenrummel

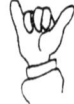

Dauer: 10 min

Material: Windrad, Handpuppe, Japanball, Riechdose

Vorbereitung: keine

Durchführung: Die Handpuppe erzählt, daß sie auf dem "Nasenrummel" war, und macht den Kindern vor, was man dort alles erleben konnte:

1. mit der Nasenausatmung ein Windrad in Bewegung setzen;
2. mit der Nase eine liegende 8 in die Luft malen;
3. einen aufgepusteten Japanball auf der Nase halten;
4. Naserümpfen;
5. an etwas schnuppern ("sich von Stand zu Stand schnuppern").

Die Kinder ahmen jeweils nach.

Smellory

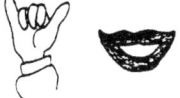

Dauer: 15 min

Material: Filmdosen, Watte, verschiedene Düfte

Vorbereitung: In die Deckel der Dosen Löcher pieksen. Auf die Watte Duftöl/Parfum träufeln, jeweils zweimal das gleiche. Die Watte in die Dosen legen, verschließen.

Durchführung: Den Kindern werden die einzelnen Gerüche vorgestellt; sie sollen möglichst erraten werden. Danach wird ein Riechmemory gespielt.

Bemerkung: Man sollte mit vertrauten, aber gut zu differenzierenden Gerüchen anfangen. Als Hilfe kann man den Geruchsverursacher auf einer Bildkarte parat haben. Statt Öl kann man Lebensmittel etc. benutzen, es ist dann nur nicht so lange haltbar.

Schnupperparcours

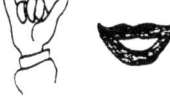

Dauer: 15 min

Material: Tesakrepp, Streichhölzer, 3 verschiedene Geruchsstoffe, Tuch, Belohnungen

Vorbereitung: Auf dem Fußboden werden mit Tesakrepp Straßen aufgeklebt. Vor jeder Kreuzung ist ein Streichholz als Schwelle mitverklebt. An die Kreuzungen werden die Geruchsdosen gestellt.

Durchführung: Die Spieler vereinbaren, welcher Geruch welche Richtung anzeigt (z. B.: Käse = rechts, Mandarine = links, Kakao = geradeaus). Nun werden einem Spieler die Augen verbunden, die anderen stellen die Dosen so, daß der Spieler bei der Belohnung ankommt. Dann krabbelt die Schnuppernase los und fährt mit dem Finger auf dem Krepp entlang. Wenn sie ein Streichholz fühlt, tastet sie nach der Dose, schnuppert, benennt und orientiert sich neu. Eine gute Schnuppernase kommt tatsächlich ans Ziel!

Bemerkung: Die erste Schnuppernase sollte eventuell eine Therapeutin sein, damit die Kinder den gesamten Ablauf verstehen. Für Kinder mit starken Wahrnehmungsstörungen kann dieses Spiel zu schwer sein.

Der fleißige Specht

Dauer: 5 – 10 min

Material: Specht an einer Stange, Jetons

Vorbereitung: keine

Durchführung: Der Specht steht in der Mitte. Er wird oben angesetzt, und während er hinunterrutscht, müssen die Kinder ihre Lippen geschlossen halten. Wer es schafft, kriegt einen Jeton. Jeder Spieler darf einmal Specht-starterIn sein.

Variation: Während der Specht arbeitet, haben die Kinder die Augen geschlossen und müssen sich auf ihr Gehör verlassen.

Bemerkung: Dieses recht trocken klingende Spiel hat unseren Kindern wegen des Spechtes und der klaren Regeln viel Spaß gemacht.

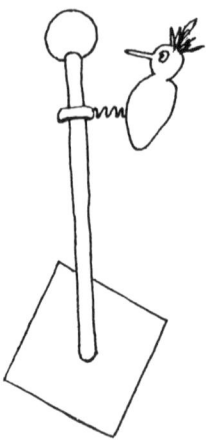

Durch kurzes Antippen arbeitet sich der Specht federnd an der Stange herunter.

Zirkeltraining

 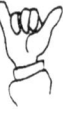

Dauer: 5 – 10 min

Material: Trillerpfeife

Vorbereitung: keine

Durchführung: Die Spieler laufen im Kreis. Beim Pfiff bleiben sie stehen, atmen tief durch die Nase ein und dann mit Arm- und Rumpf-begleitung wieder aus. Dann kommt die nächste, schnellere Runde!

Elfmeter!

Dauer: 10 min

Material: kleines Pappkügelchen, Tor, rote und gelbe Karten

Vorbereitung: Auf einem Tisch wird das Tor aufgebaut, und ein Elfmeterpunkt wird markiert. Nun werden verdeckt Karten gezogen. Wer eine rote Karte zieht, darf vom Elfmeterpunkt die Kugel mit Nasenatmung ins Tor schießen.

Variation: Wer noch Strohhalme parat hat, kann anschließend noch Pustefußball spielen oder eventuell beides mischen.

4.8. Übungen zur Wahrnehmung

Das Wissen darum, daß mit der gesunden motorischen Entwicklung eine vielschichtige sensorische Reizverarbeitung einhergeht, führt in unserer Therapieplanung stets dazu, die Kinder möglichst ganzheitlich im Sinne der sensorischen Integration anzusprechen. Dies bedeutet für die sehr unterschiedlichen Störungsbilder, daß wir fünf wesentliche Bereiche aus der sensorischen Integration in unsere Übungen einbeziehen müssen, auch dann, wenn unser logopädischer Schwerpunkt im myofunktionellen Bereich liegt:

– visuell-auditive Wahrnehmung,
– taktil-kinästhetische Wahrnehmung,
– vestibuläre Wahrnehmung,
– Körperorientierung,
– Bewegungsplanung.

Große Bedeutung kommt im Hinblick auf den zuvor beschriebenen Wahrnehmungskomplex dem Einsatz von Hand-/Fingerspielen zu. Kinder mit Störungen der Sprechmotorik erleben oft gleichzeitig eine gestörte Hand- und Fingergeschicklichkeit. Wie bereits unter 1.4. erwähnt, grenzt das motorische Sprachzentrum an das motorische und sensorische Rindenfeld für Mund, Zunge, Finger und Füße. Durch gezielte Fingerübungen werden dem Funktionsprinzip des Gehirns zufolge gleichzeitig die angrenzenden Bereiche aktiviert, also letztlich der Weg für eine verbesserte Artikulation vorbereitet.

Zungenboxen

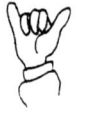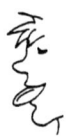

Dauer: 5 min

Material: Klebepunkte

Vorbereitung: keine

Durchführung: unter Spiegelkontrolle. Punkte werden an die Wange geklebt. Nun soll die Zunge von innen die markierte Stelle treffen.

Variation: Punkte mit Fingerfarbe auf die Wange malen.

Die Wohnung

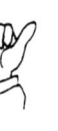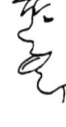

Dauer: 15 min

Warnhinweis: Es besteht Verschluckungsgefahr!

Material: Obst, Oblaten und Nichteßbares

Vorbereitung: Verschiedene Formen aus Obst und Oblaten ausstechen.

Durchführung: Obst- oder Oblatenstücke sollen mit geschlossenen Augen von der Zunge mit Reibung gegen den Gaumen ertastet werden.

Variation: Auch nicht eßbare Dinge, Muggelsteine, Figuren können so ertastet werden.

Bemerkung: Wortschatzprobleme verwischen das Tastergebnis. Darum auf einem Suchblatt die Begriffe zeigen lassen.

Kosmetiksalon

Dauer: 10 – 30 min

Material: Pinsel, Bürsten, Niveamilk, Schminke

Vorbereitung: keine

Durchführung: Mit den verschiedenen Materialien dürfen sich die Kinder gegenseitig im Gesichtsbereich massieren und schminken.

Erbsenkiste

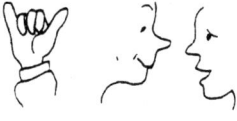

Dauer: 10 min

Material: Fühlkiste mit Sand oder Erbsen, kleine Figuren

Vorbereitung: keine

Durchführung: Figuren werden von den Kindern in der Kiste versteckt. Einzeln werden sie ertastet und benannt.

Variation: Die ertasteten Figuren werden der Gruppe pantomimisch und lautmalerisch vorgestellt.

Kimspiel (Tastspiel)

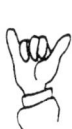

Dauer: 10 min

Material: beliebige kleinere Figuren, Formen und Säckchen, Bilder der Gegenstände

Vorbereitung: keine

Durchführung: Figuren werden von den Kindern bestimmt und in den Sack gesteckt. Abwechselnd wird ertastet, und das Kind benennt die ertastete Figur.

Variation 1: Figuren sind vorher nicht bekannt.

Variation 2: Wegen möglicher Wortschatzschwächen, oder auch zur generellen Erleichterung, können entsprechende Bilder zum Zeigen statt zum Benennen vorgelegt werden.

Magische Finger

Dauer: 5 min

Material: keines

Vorbereitung: keine

Durchführung: Mit geschlossenen Augen soll empfunden werden, welcher Finger der eigenen Hand berührt wird.

Variation 1: Druckstärken variieren.

Variation 2: Kind zeigt selbst auf berührte Stelle.

4.9. Fingerspiele

Herr und Frau Igel
(mündlich überliefert)

Der Igel ist ein stachlig Tier, ganz rundherum,
hat Stacheln da, hat Stacheln hier, ganz rundherum.
Weshalb er sticht, das weiß ich nicht,
er sticht nun mal und sticht und sticht, ganz rundherum.

Die Igelfrau ist geradeso, ganz rundherum,
hat Stacheln da und sonst noch wo, ganz rundherum.
Sie spricht zu ihm, er spricht zu ihr,
gut zueinander passen wir, ganz rundherum.

Als zusätzliches Material empfehlen wir eine kleine Handtrommel, die Tischplatte ist aber auch möglich. – Zeigefinger und Mittelfinger einer Hand klopfen abwechselnd im Sprechrhythmus auf die Trommel, bei "ganz rundherum" beschreiben sie einen Kreis.

Igelausflug
(mündlich überliefert)

Igels machen Sonntag früh
(Handrücken gegeneinander legen),
eine Segelbootpartie.
(Finger zeigen nach oben)
Und die Kleinen jauchzen froh,
(Hände zum Jauchzen in die Höhe strecken)
denn das Boot, das schaukelt so.
(mit beiden Händen Boot formen, schaukeln)
"Nicht so doll", sagt Mutter Igel,
(erhobener Zeigefinger)
"denn Ihr habt doch keine Flügel.
(mit beiden Händen Flügel andeuten)
Patsch, wenn Ihr ins Wasser fallt,
(in die Hände klatschen)
huch, wie ist das naß und kalt!"
(Arme umfassen den Körper und reiben)

Ri Ra Rutsch

Ri Ra Rutsch
der Daumen der ist futsch
(Daumen verstecken)

Bri Bra Brommel
der Zeigefinger schlägt die Trommel
(mit Zeigefinger trommeln)

Klu Kla Klit
der Mittelfinger trommelt mit
(gemeinsam trommeln)

Tri Tra Treller
der Ringfinger trommelt schneller
(schnell mit Ringfinger trommeln)

Hi Ha Ho
der kleine Finger hüpft wie ein Floh
(mit dem kleinen Finger hüpfen)

(A. Holtz)

Finger-Bauernhof
(mündlich überliefert)

Alle meine Fingerlein
wollen einmal Tiere sein.
Dieser Daumen ganz allein
soll mein treuer Hofhund sein.
Zeigefinger ist die bunte Kuh,
die macht immer muh muh muh …
Mittelfinger ist das stolze Pferd,
ist wohl 1000 Taler wert.
Ringfinger ist der Ziegenbock
mit dem langen Zottelrock.
Und mein kleines Fingerlein
soll mein treues Schäflein sein.
Alle Tiere laufen im Galopp,
laufen immer hopp, hopp, hopp …
Laufen in den Stall hinein,
denn es wird bald dunkel sein.

Familie Maus

(mündlich überliefert)

Das ist Vater Maus *(Hand zur Faust)*,
sieht wie alle Mäuse aus.
Graues Fellchen *(über die Hand streicheln)*,
spitzes Schnäuzchen *(mit dem Mund)*,
große Ohren *(mit den Händen an den Ohren formen)*,
Zähne zum Beißen *(Zähne zeigen)*,
Füße zum Ausreißen *(mit den Fingern laufen)*
und einen Schwanz, der ist soooooooo lang!
(mit den Händen Länge zeigen)

Das ist Mutter Maus – Bruder Maus – Schwester Maus …

Das ist Baby Maus,
sieht nicht wie alle Mäuse aus.
Nacktes Fellchen *(ganz vorsichtig drüberstreicheln)*,
plattes Schnäuzchen *(mit dem Mund)*,
kleine Ohren,
keine Zähne zum Beißen *(Zähne mit den Lippen verstecken)*,
kleine Füße zum Ausreißen *(mit den Fingern tippeln)*
und einen Schwanz, der ist soooooooo kurz!
(mit den Händen erst einen großen Abstand zeigen und dann plötzlich einen kleinen Abstand darstellen).

4.10. Sprechspiele und Lieder mit Bewegung

Knusperhaus

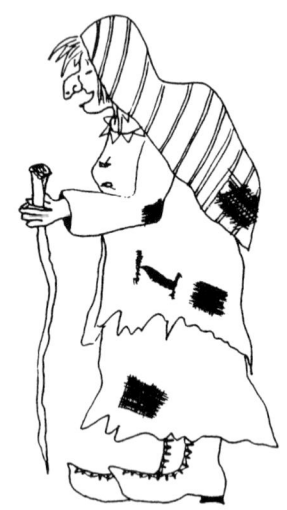

Kennt Ihr die Geschicht' vom Knusperhaus?
Da schaut eine Hex' zum Fenster heraus
Einen langen Mantel trägt sie
und einen Flickenrock,
und geht an einem langen Stock.
Manchmal fliegt sie mit dem Besen aus,
Katz' und Rabe bleiben allein zu Haus,
und wenn die Hexe wiederkommt
ist die Geschichte aus.

(Rita Schmülling)

Sitzende Haltung, Vorschläge für Hand- und Fingerbewegungen
1. Hände als Dach über den Kopf.
2. Beide Zeigefinger und Daumen als Brille vor die Augen halten.
3. Die flachen Hände streichen über Körper und Beine, dann gespreizte Hände wellig um den Körper bewegen.
4. Zeigefinger gekrümmt in der Luft halten.
5. Beide Fäuste übereinander setzen (mehrmals).
6. Jede Hand, erst eine, dann die andere, wortbetont (Katz' und Rabe) auf die Knie legen, dann angestellte Knie umarmen.
7. Mit einem Hui oder einem luftigen Geräusch Landebewegung der Arme unterstreichen.

Billy-Jo   (à la HipHop)

He-jo-jüppiei-A-sind wir alle wieder da!
(rhythmisch in die Hände klatschen)

He-jo-jüppiei-O-schwingt sein Lasso Billy-Jo!
(Arme kreisend durch die Luft)

He-jo-jüppiei-E-trinkt er gerne heißen Tee!
(schlürfen)

He-jo-jüppiei-U-sucht er ständig seine Schuh!
(Füße kruschteln über den Boden)

He-jo-jüppiei-I-schlafen tut der Billy nie!
*(Schlafgeste – Schnarchgeräusch –
verneinende Fingerbewegung in der Luft)*

HA – HO – HI ! *(kurze Ausrufe)*   (Rita Schmülling)

Vers zum Versteck- oder Zauberspiel mit Gegenständen, die in der Fühlkiste gesucht werden sollen:

Zauberspruch

Hasenzähne
Löwenmähne
Zebrastreifen
Fahrradreifen
Kraut und Rüben
zwei, drei Fliegen
8 mal rühren und das fix,
sonst nützt der ganze Zauber nix!
          (Rita Schmülling)

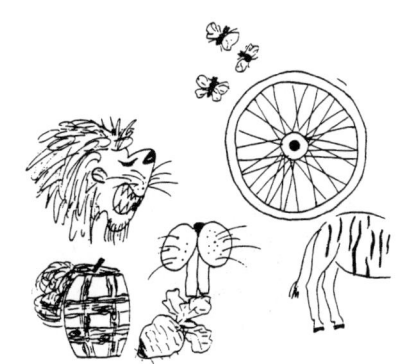

Dracula

(Partnerspiel, hintereinandersitzend)

Sechs Messer im Rücken,
(mit Fäusten auf den Rücken des Vorderen trommeln)

Zehn Spinnen im Haar,
(mit den Fingern im Haar herumkruschteln)

Blut läuft über den Rücken,
(den Rücken ausstreichen)

Dracula war da!
(plötzlich an den Schultern packen)

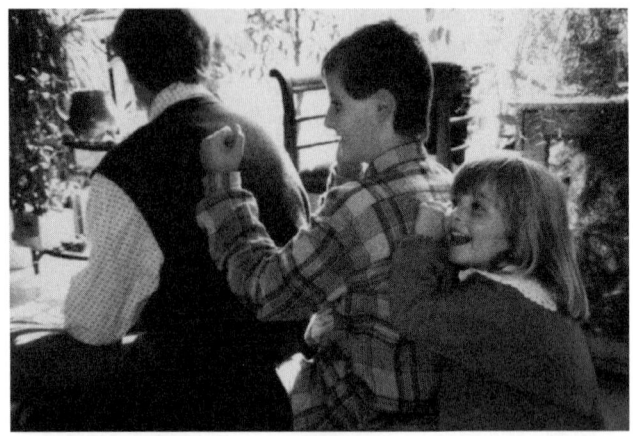

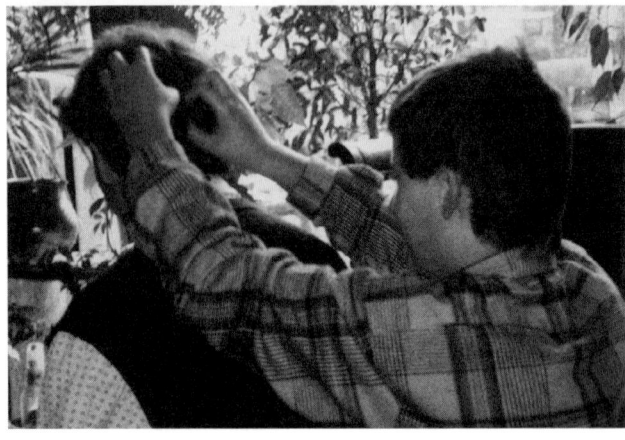

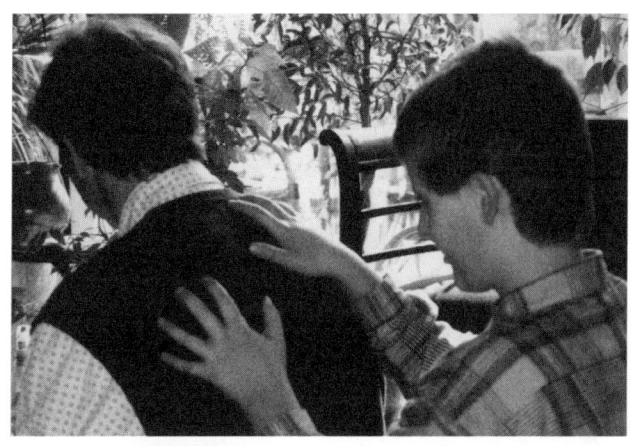

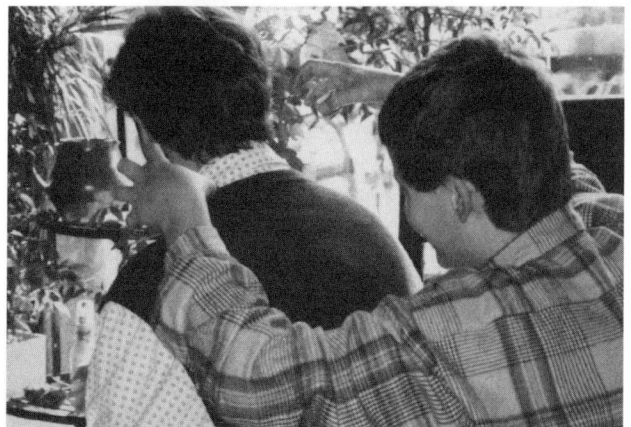

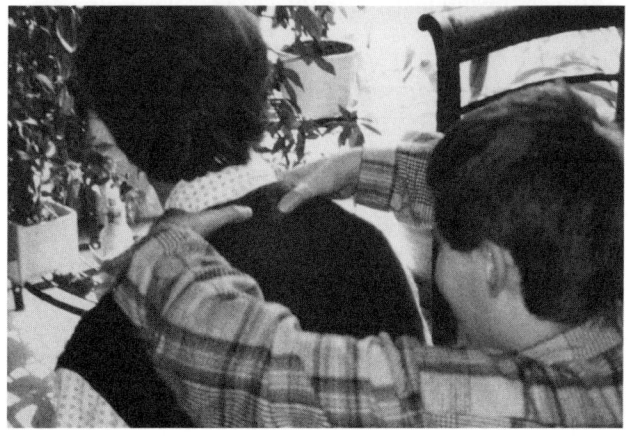

Käpt'n Blaubärs Lügengeschichte

Papierschiffchen vorbereiten!

Käpt'n Blaubär schipperte eines schönen Sommertages mal wieder übers weite Meer. (1)

Auf einmal sah er am Horizont dunkle Wolken aufziehen und eh er wußte, was geschah, hatte der Sturm auch schon begonnen. (2)

Die Wellen wurden immer stärker, das Schiff schwankte, und Blaubär hielt sich am Schiff fest. Da kam eine große Welle und riß den Mast mit sich fort. (3)

Nun schwankte das Schiff noch stärker, und die nächste Welle nahm den Bug mit sich fort. (4)

Käpt'n Blaubär bekam langsam Angst, denn der Sturm wollte nicht aufhören. Da kam eine Riesenwelle und riß auch noch das Heck mit sich – nun war das Schiff hilflos und ging mit Blaubär unter. (5)

Aber Blaubär hatte Glück: Er wurde an den Strand einer nahen Insel gespült. Am nächsten Morgen machte er sich auf die Suche nach Schiffsresten. Schaut, was er gefunden hat! (6)

(1) Papierschiffchen sanft auf und ab bewegen.
(2) Schiff im Sturm
(3) Mast abreißen.
(4) Bug abreißen.
(5) Heck abreißen, untergluckern und hinter dem Rücken verstecken.
     Während des Erzählens aufklappen.
(6) Papier-T-Shirt hinter dem Rücken hervorzaubern.

Die Geschichte ist sehr spannend und sollte den Kindern erst vorgemacht werden, bevor ein Mitmachdurchgang folgt!

Herbstregen

(Partnerspiel)

Ein Kind steht/hockt vor dem Rücken des Partnerkindes.

Ein Tag im September. Graue Wolken ziehen über das Land. Da beginnt es auch schon leicht zu regnen. Einzelne Tropfen fallen herab.
(Fingerspitzen berühren sacht den Rücken, den Hals, die Schultern.)

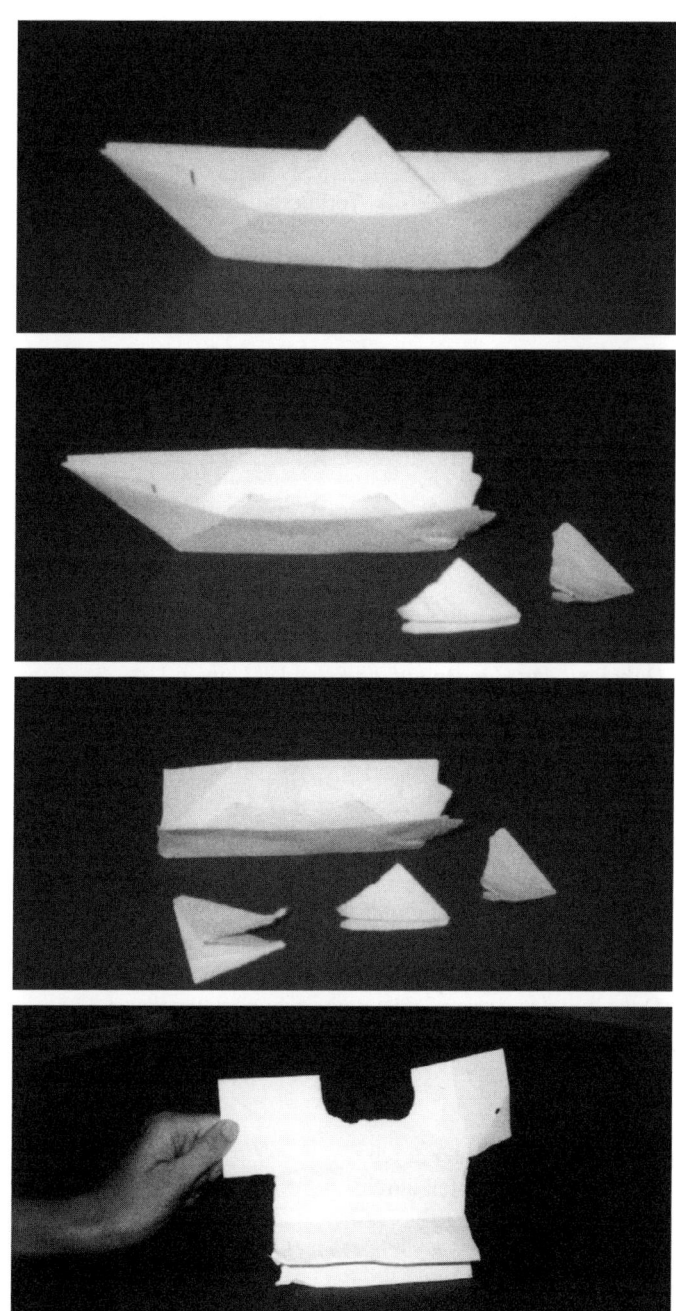

Der Regen wird stärker,
(Prozedur mit mehr Druck wiederholen.)

und jetzt platscht es richtig vom Himmel herab.
(Mit beiden flachen Händen auf den Körper "platschen".)

Die dicken Regenwolken sind vorübergezogen, es wird wieder etwas heller, und der Regen tröpfelt nur noch.
(Sehr sanft mit den Fingern tröpfeln, auch den Kopf nicht vergessen.)

Es kommt ein leichter Wind auf und weht über das nasse Land.
(Mit beiden Händen ausstreichen und vorsichtig pusten.)

Sanft verwischt der Wind die Spuren des Regens.

(Lutz Pirnay)

Die Löwenjagd
(mündlich überliefert)

Refrain:
Wir gehen auf Löwenjagd
(Dabei mit den Händen auf die Schenkel klopfen.)
wir haben keine Angst
wir haben ein Gewehr dabei
und ein großes Schwert, sssst!
(Bei "sst" imaginäres Schwert aus der Scheide ziehen.)

Oh, was ist das?
Ein Fluß!
Wir können nicht unten durch,
wir können nicht drüber weg,
wir müssen mitten durch!
(Dabei mit den Armen Schwimmbewegungen machen.)

Refrain

Oh, was ist das?
Ein Wald!
Wir können nicht unter durch,
wir können nicht mitten durch,
wir müssen drüber weg!
(Dabei Kletterbewegungen mit den Händen machen.)

Refrain

Oh, was ist das?
Ein Sumpf!
Wir können nicht unter durch,
wir können nicht drüber weg,
wir müssen mitten durch!
(Watbewegungen mit den Händen und schlürfen.)
Refrain

Oh, was ist das?
Eine Höhle!
Wir können nicht unter durch,
wir können nicht drüber weg,
wir müssen mitten durch
(Sich etwas bücken.)
Refrain (flüstern)

Oh, was ist das?
Ein Schwanz,
ein Fell,
eine Mähne!
Wir schmeißen das Gewehr davon
und das große Schwert,
rennen aus der Höhle,
(auf Schenkel klopfen)
laufen durch den Sumpf,
(schlürfen)
klettern über den Wald,
(Kletterbewegungen)
schwimmen durch den Fluß!
(Schwimmbewegungen)

Schlußrefrain:
Wir war'n auf Löwenjagd
wir hatten keine Angst
wir hatten ein Gewehr dabei
und ein großes Schwert!

Schiffchen

(mündlich überliefert)

Fährt ein Schiffchen übers Meer,
wackelt hin und wackelt her.
Kommt ein frischer Wind,
fährt das Schiff geschwind.
Kommt ein starker Sturm daher,
schüttelt 's arme Schifflein sehr.
Und auf einmal, bumm,
fällt das Schifflein um!

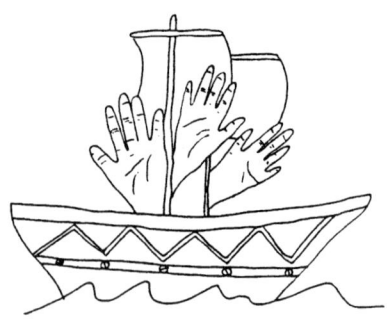

(Für das Schiff beide Hände aneinander, der hochgestellte Daumen stellt das Segel dar. Dann dem Text entsprechend spielen.)

Der Frosch am Teich

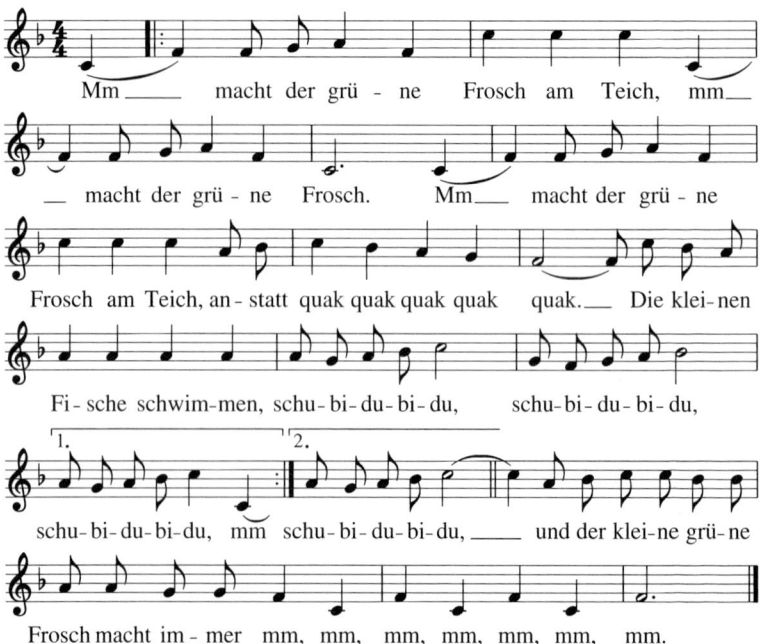

Mm ___ macht der grü - ne Frosch am Teich, mm ___ macht der grü - ne Frosch. Mm ___ macht der grü - ne Frosch am Teich, an - statt quak quak quak quak quak. ___ Die klei - nen Fi - sche schwim - men, schu - bi - du - bi - du, schu - bi - du - bi - du, schu - bi - du - bi - du, mm schu - bi - du - bi - du, ___ und der klei - ne grü - ne Frosch macht im - mer mm, mm, mm, mm, mm, mm, mm.

(Bei "Mm" wird die Zunge rein und raus gestreckt. Bei "schubidubidu" wird mit der Hand eine Wellenbewegung gemacht.)

Der Apfelbaum

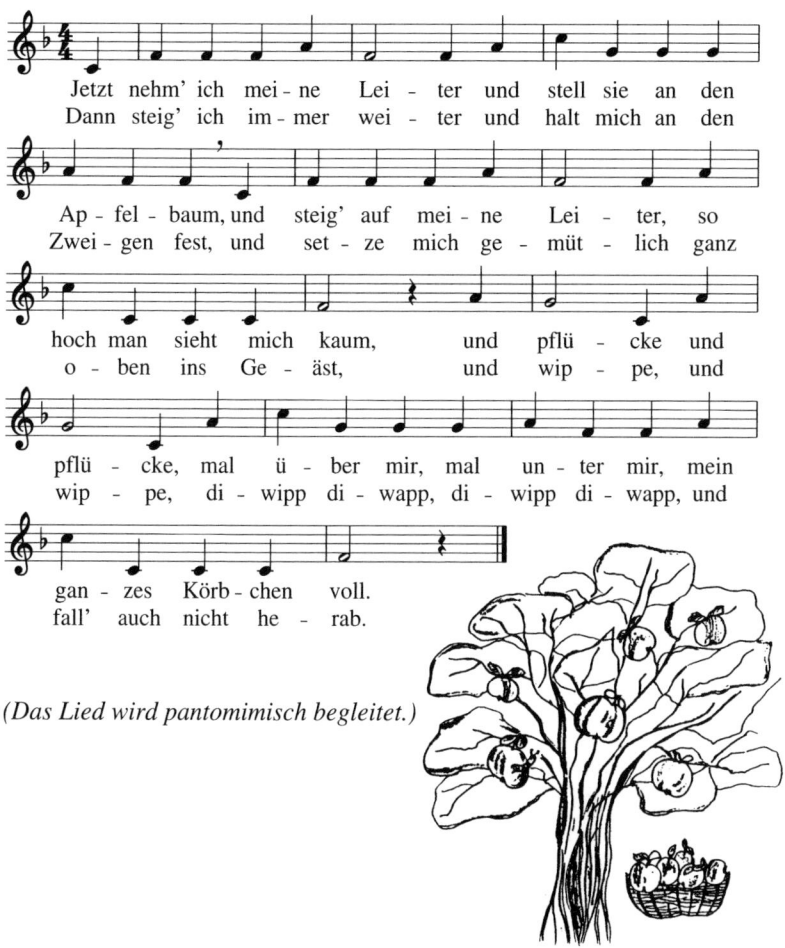

Jetzt nehm' ich mei - ne   Lei - ter   und stell sie   an   den
Dann steig' ich im - mer   wei - ter   und halt mich an   den

Ap - fel - baum, und   steig' auf mei - ne   Lei - ter,   so
Zwei - gen fest, und   set - ze mich ge - müt - lich ganz

hoch man sieht mich kaum,   und   pflü - cke und
o - ben   ins   Ge - äst,   und   wip - pe, und

pflü - cke, mal ü - ber mir, mal un - ter mir, mein
wip - pe, di - wipp di - wapp, di - wipp di - wapp, und

gan - zes   Körb - chen   voll.
fall' auch nicht he - rab.

(Das Lied wird pantomimisch begleitet.)

4.11. Themenbezogene Therapieeinheiten

In unserer Arbeit mit der Mumo-Gruppe hat es sich besonders bewährt, in
ca. vierwöchigem Abstand ein neues Thema zu finden und unsere mundmotorischen Übungen um dieses Thema "herumzuranken".

So waren wir und die Kinder bereits im Dinosaurierland, haben Piraten
gesichtet, als Indianer Palaver abgehalten und wurden zu Zauberern. Uns
wurde immer deutlicher, daß uns die Einbindung der Übungen in solche

"Großthemen" einerseits die Planung erleichtert und unsere Phantasie schier unerschöpflich beflügelt, andererseits aber auch der *kindlichen Erlebniswelt* ausgezeichnet zu entsprechen scheint und die Kinder begeistert. Sie entwickeln eigene Ideen und haben so gute Gestaltungsmöglichkeiten innerhalb der Gruppe. Wir sind immer wieder überrascht, wie phantasievoll die Kinder an die einzelnen Themen herangehen, wobei wir uns auch immer wieder bemühen, die Phantasie der Kinder nicht durch unsere eigene zu begrenzen. Da kommt es schon vor, daß ein Kind aus der Gruppe während des Themas "Dinosaurierland" seine Dinos von zu Hause mitbringt, denen wir dann zeigen, wie gut wir es schon gelernt haben, "Feuer zu speien" und die Zunge elegant Karussell fahren zu lassen.

Wir haben es uns angewöhnt, die Tür zu unserem Therapiezimmer immer entsprechend dem aktuellen Thema zu gestalten, was zunächst ungewollt, dann aber bewußt zur Folge hatte, daß andere Kinder unsere Therapiekinder darauf ansprechen und Fragen stellen. Es entstehen Gespräche, und ein gewisser Stolz schwingt mit, wenn die Mumo-Kinder anderen erzählen, daß sie mit ihrem Dinoausweis jetzt ins Dinosaurierland gelangen können.

Von seiten der TherapeutInnen werden sicherlich Phantasie und spielerische Eigenschaften sowie Vorstellungskraft und Mut verlangt, um solcherart mit Spaß arbeiten zu können. Wie sonst auch könnte eine Therapeutin den Kindern klarmachen, daß ein einfaches, gefaltetes Stück Pappe mit Namen des Kindes ein Ausweis fürs Dinosaurierland ist, wenn bestimmte Stempel (die sich das Kind durch Ausführen von Mumoübungen holen kann) darin enthalten sind?

Es ist bestimmt auch typabhängig, wieviel Zeit sich jeder zur Vorbereitung eines Themas nehmen will und kann. Die Verkleidung der Übungen in ein jeweils anderes Gewand vereinfacht uns die Arbeit und hinterläßt bei den Kindern nicht den gelangweilten Eindruck, sie hätten die Übung schon sooo oft gemacht, was de facto aber genau so ist!! Denn natürlich ist es für die Kinder ein Unterschied, ob wir mit dem Strohhalm kleine Autos um die Wette fahren lassen oder ob wir mit dem Strohhalm versuchen, kleine Piraten-Nußschalenschiffchen umzupusten.

Im folgenden werden wir unser Vorgehen anhand der Themen "Im Dinosaurierland", "Indianer" und "Zaubern" exemplarisch beschreiben.

Im Dinosaurierland

Rahmen/Einstieg:
– Buch über Dinosaurier,
– Handpuppe (Logodrache)

Drachenbegrüßung

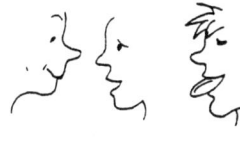

Dauer: 5 – 7 min

Material: Handpuppe, eventuell Handspiegel, Spatel als Hilfestellung

Vorbereitung: keine

Durchführung: Dina (Logodrache) kommt zu Besuch. Sie führt vor, was die Drachen zur Begrüßung machen. Dina führt vor, wie sie mit ihrer Zunge den Ruhelagepunkt erreicht. Die Kinder sollen dies nachmachen.

Variation: Im Raum herumgehen, sich bei jeder Begegnung erneut mit dem Ruhelagepunkt begrüßen. Voraussetzung dafür: Kinder kennen den Ruhelagepunkt schon gut und können ihre Zunge bewußt an diesen Punkt heranführen.

Knopfziehen

Dauer: 10 min

Warnhinweis: Es besteht Verschluckungsgefahr.

Material: Knöpfe an Schnüren, eventuell mit Verstärkung, eventuell S-Haken

Vorbereitung: Verschiedene Knopfgrößen den Kindermündern anpassen, Knopfschnüre herstellen.

Durchführung: Dina hat uns etwas beigebracht/gezeigt, jetzt lernt sie von uns Knopfziehen. Die Kinder legen ihren Knopf hinter die Lippen, vor die Zähne. Ein anderes Kind/Therapeutin zieht langsam waagerecht (wichtig) an der Schnur. Das betreffende Kind soll den Knopf möglichst lange mit den geschlossenen Lippen festhalten.

Variation:

Knopfkampf: Zwei Knopfschnüre werden mit Hilfe von S-Haken verbunden, und die Kinder versuchen, sich gegenseitig den Knopf aus dem Mund zu ziehen. Wenn möglich, nur langsam den Zug verstärken!

Dinosaurierwürfelspiel

Dauer: 15 – 20 min

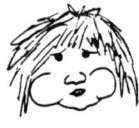

Material: Wasserfarben, Filz- oder Buntstifte, Klopapier-rollen, Styropor, Pappe als Unterlage, Eierkartons, Plastikfolien, Aluminiumfolie usw.; als Figuren Halmamännchen oder kleine Dinosaurier in unterschiedlichen Farben und Formen, Würfel

Vorbereitung: Herstellen eines Spielplans, eventuell mit den Kindern gemeinsam

Durchführung: Die Dinosaurier müssen eine bestimmte Strecke zurückle-gen, um an den "Drachenfels" zu kommen, wo beispielsweise der "Dra-chenkeks" lagert. Dabei gibt es bestimmte Plätze, an denen sich die Dinos ausruhen (1 x aussetzen), oder Punkte, wo die Dinos Hindernisse überwinden müssen (bestimmte mundmotorische Übungen).

Variation: Schweregrad kann durch schwierigere Mumo-Übungen oder durch eine längere Strecke gesteigert werden.

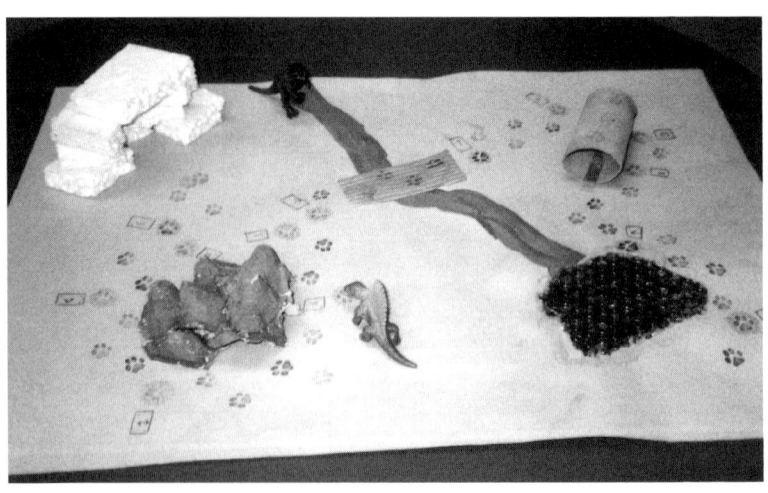

Feuer speien

Dauer: 5 min

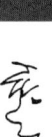

Material: Kerze, Feuerzeug

Vorbereitung: keine

Durchführung: Dina zeigt uns, wie man Feuer speit. Die Kinder sollen die Kerzenflamme oder die Flamme des Feuerzeugs durch Pusten ins Flackern bringen oder sogar auspusten.

Arztbesuch

Dauer: 5 min

Material: Spirometer, wenn nicht vorhanden Watte oder Tischtennisball, andere Pustematerialien, Kreppband, Filzstifte

Vorbereitung: keine

Durchführung: Dina war beim Arzt, sie kann nämlich nicht mehr richtig "Feuer speien". Sie bringt ein Spirometer mit, damit hat der Arzt sie untersucht. Die Kinder pusten nacheinander ins Spirometer, nachdem sie zuerst tief Luft geholt haben. Es kann dann mit den Kindern gemeinsam abgelesen werden, wie kräftig ihre Lungen sind. (Eventuell aufschreiben und nach einiger Zeit wiederholen; hat sich etwas verändert?) – Ist kein Spirometer vorhanden, so kann ein Wattebausch oder Tischtennisball einer markierten Linie (Tisch, Boden) entlang gepustet werden. So können die Kinder auch feststellen, wie weit und gut sie pusten können.

Drachenbild

Dauer: 10 – 15 min

Material: Strohhalme, Seidenpapier oder Buntpapier, großes Blatt als Unterlage, Filz-, Bunt- oder Wachsstifte, Klebstoff

Vorbereitung: Eventuell Umrisse des Drachens auf das große Blatt malen, Seidenpapier in kleine Stückchen reißen/schneiden.

Durchführung: Wir möchten ein Foto von Dina an die Wand hängen, haben aber keinen Fotoapparat, also müssen wir uns etwas anderes ausdenken, um ein Bild von ihr zu bekommen. Die Kinder sollen die Papierstückchen mit dem Strohhalm ansaugen und innerhalb des Drachenumrisses ablegen. Dort werden sie dann festgeklebt. So entsteht ein schöner, bunter Drachen.

Drachenlandausweis

Dauer: 10 – 20 min

Material: verschiedenfarbiges Tonpapier in DIN-A5-Format, für jedes Kind eines, Filzstift, Stempel, eventuell mit einem Drachen darauf, eventuell verschiedene Mundmotorikmaterialien

Vorbereitung: Beschriften der Tonpapierstücke mit verschiedenen Symbolen für Mumo-Übungen (diese müssen schon vorher eingeführt worden sein!)

Durchführung: Wir beschließen, daß wir Dina in ihrem Drachenland besuchen. Das geht aber nur, wenn wir einen Ausweis fürs Drachenland besitzen. Die Kinder führen nacheinander die aufgelisteten Übungen durch und erhalten zum jeweiligen Symbol einen Stempelabdruck.

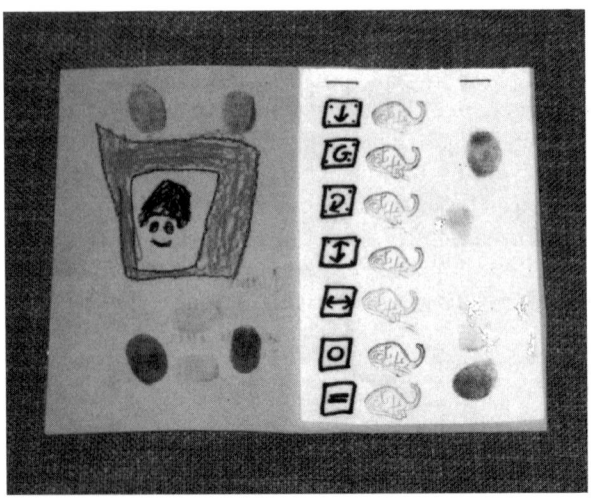

Indianerstamm

Rahmen/Einstieg: Buch über Indianer

Palaver

Dauer: 20 min

Material: Schminkartikel

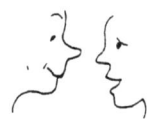

Vorbereitung: keine

Durchführung: Das Palaver beginnt mit ausführlicher Bemalung und unterschiedlichen Stammeszeichen. Es folgen:
– Pantomimentanz (Regentanz, Freudentanz, Jagdtanz),
– Geschichten pantomimisch erzählt,
– Stämme treffen sich, verständigen sich mit Zeichensprache.

Kopfschmuck

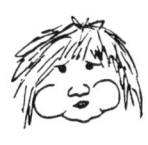

Dauer: 20 min

Material: Federn, Perlen, Baumwollschnur, Tonpappe, Nadeln, Kleber

Vorbereitung: keine, wenn Material schon vorhanden

Durchführung: Bevor der Schmuck gebastelt wird, gilt es natürlich Federn und Perlen zu pusten.

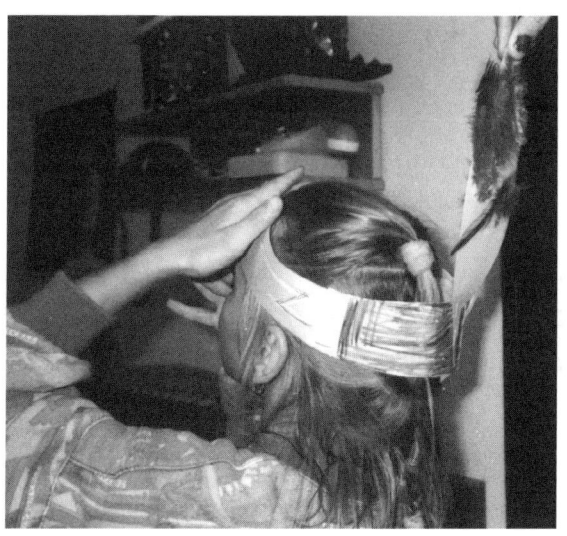

Pfeiljagd

Dauer: 10 min

Material: Schaschlikspieße, Zahnstocher, Strohhalme

Vorbereitung: keine

Durchführung: Strohhalm dient als Blasrohr, durch das Zahnstocher und Spieße gepustet werden.

Tierjagd

Dauer: 15 min

Material: Makulaturpapier, Gymnastikreifen oder Alternative aus Draht

Vorbereitung: keine, falls Gestaltung durch die Gruppe geschieht

Durchführung: Großer Büffel auf Makulaturpapier gemalt, wird in den Reifen geklebt. Während zwei Kinder sich den Reifen durch den Raum zurollen, pusten die anderen ihre Pfeile durch das Rohr gegen den Büffel, der als Jagdopfer dient.

Variation: Variation der "Löwenjagd" (siehe auch 4.10.) oder siehe auch Bilderbuch: "Wir gehen auf Bärenjagd"

Friedenspfeife

Dauer: 5 – 10 min

Material: Pfeife mit kleiner Kugel und Deckel bzw. Gitter, erhältlich in Spielzeugläden und Kiosks, in der Abteilung Kinkerlitzchen.

Vorbereitung: keine

Durchführung: Kleine Kugel in der Pfeife muß durch anhaltendes Pusten in der Schwebe gehalten werden (schwer!).

Jeux de visages

Dauer: 15 min

Material: Jeux-de-visages-Spiel (= Bilder von Kindern mit verschiedener Mimik), Kopien der Gesichter

Vorbereitung: Verändern der Gesichter

Durchführung: Kopierte und zu "Mumomanern" verwandelte Karten werden nach der Spielregel eingesetzt und die Gesichter entsprechend nachgeahmt.

Variation 1: Bilderkarten umgedreht auf dem Boden liegend werden mit Sandsäckchen getroffen, umgedreht und nachgeahmt. Als kleine Verstärker dienen "Nuggets" (goldbesprühte Kiesel oder Hydrosteine).

Variation 2: Roulette mit Bilderkarten

Indianerkopf

Dauer: 20 min

Material: Tonkarton, Transparentpapier, Kleber, Schere, Strohhalme

Vorbereitung: Auf dem Tonkarton wird der Indianerkopf vorgemalt.

Durchführung: Dem Motiv entsprechend farbige Schnipsel aus Transparentpapier reißen, rupfen oder schneiden. Durch Ansaugen werden dann die Teilchen zu einem Indianerkopf aufgeklebt.

Korkenkampf

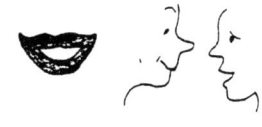

Dauer: 10 min

Material: Korken

Vorbereitung: keine

Durchführung: Korkenkämpfe werden von den Indianern zur Krafterhaltung und Warmhaltung durchgeführt; und auch nur in friedlicher Absicht. Mit dem Korken im Mund drücken sie sich gegenseitig weg.

Zauberei

Der Therapieraum gilt ab sofort als Zauberschule, Ausbildungsstätte für Zauberlehrlinge.

Unbedingte Utensilien: Zauberstab, möglichst mit Glimmer, Handpuppe

Der Zauberpunkt ist der Ruhelagepunkt und kann wunderbar in das Zauberthema integriert werden, z. B.:

– auf Klangsignal hin den Zauberpunkt finden,
– auf Zauberstabzeichen hin den Punkt finden während des Vorlesens einer netten Geschichte,
– "Das kleine Hokus Pokus" (Anhang),
– der Zauberspiegel (der kleine aus dem Mumobeutel) darf immer mal zur Eigenkontrolle eingesetzt werden.

Zauberstück: Ballons werden aufgepustet und durch Reibung an der Kleidung oder am Teppich aufgeladen. Sie haften nun an Wänden, Stühlen etc.

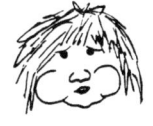

Ritsch-Ratsch-Tafel: Der große Zauberer (Handpuppe) malt Mumosymbole auf die Tafel, zu Zaubersymbolen verwandelt werden dieselben nach Nachahmung zum Verschwinden gebracht – Ritsch Ratsch.

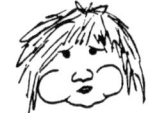

Fädenziehen: Damit Symbole hervorzuzaubern, umsetzen und wegzaubern.

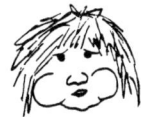

Kreisspiel: Mein rechter, rechter Platz ist leer, ich zaubere mir die … her.
Plätze werden zuvor mit Mumosymbolen markiert und vom Herbeigezauberten nachgeahmt.

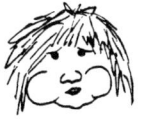

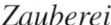

Zauberexamen: Kann nach erfolgreichem Gelingen der Mumoübungen abgelegt werden. Natürlich werden Zauberurkunden abschließend überreicht.

Zauberhut: Vorgefertigte Hüte aus Tonpappe werden mit anzusaugenden bunten Papierschnipseln verziert.

Weitere Themenvorschläge:

Zirkus

Galaaufführung vorbereiten:
– Rollen verteilen, Reihenfolge,
– schminken,
– verkleiden,
– Kunststücke üben (eventuell auch gemeinsam). Kunststücke aus dem Mumoübungsprogramm (siehe auch "Zirkus Lipporelli" bei 4.3.).

Einstimmung auf die Ferien

– Reiseprospekte besorgen oder solche der Heimatstadt für Kinder, die nicht verreisen;
– Collagen erstellen mit ausgeschnittenen Bildern von Besonderheiten, dazu erzählen;
– Flunkergeschichten entwickeln, z. B. Abenteuer.

Ausländische Kinder erhalten hierbei die Möglichkeit, ihre heimatliche Kultur vorzustellen.

– Europakarte konturenhaft aufzeichnen, Länder eintragen;
– Autos oder kleine Flugzeuge ins Wunschland pusten.

Gespenster

Piraten

Astronauten

Unter dem Meer (siehe auch Krakenmumokarten im Anhang)

Jahreszeiten

Zoo

5. Anhang

Bastelanleitungen

Wellenreiter

Material: Korken, ca. 5 cm langer Holzstab, Küchenmesser, Foto- und Bildmaterial, farbloser Lack, dünne Pappe, etwas Draht

Durchführung: Mit dem Küchenmesser einen Längsschnitt in den Korken schneiden. In die Unterseite ein Loch bohren und den Holzstab hineinstecken. Die Figuren auf dünnen Karton kleben, ausschneiden, in den Schlitz stecken. Alles farblos lackieren. Um das untere Ende des Stabes soviel Draht wickeln, daß der Wellenreiter nicht mehr kippt.

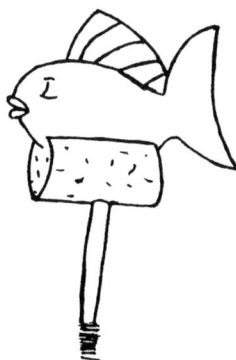

Käferschwarm

Material: grüne Tonpappe (als Wiese), Faltpapier in den Farbwürfelfarben, Schere, schwarzer Filzstift, Klebstoff

Käfer basteln:

1. Das Papierquadrat Spitze auf Spitze zu einem Dreieck ("Kopftuch") falten, aufklappen und die anderen beiden Spitzen genauso aufeinanderfalten.
2. Nun die beiden äußeren Spitzen auf die mittlere Spitze legen und kniffen, so daß wieder ein (verkleinertes) Quadrat entsteht.
3. Jetzt werden die beiden dreieckigen Quadratteile entlang der Falte aufeinandergelegt; es entsteht wieder ein Dreieck.

4. Von diesem wird nun die "geschlossene" Spitze abgeschnitten, und die offene, kurze Seite wird von der geschlossenen, kurzen Seite zur langen Seite hin mit der Schere abgerundet.

5. Nun wird das Papier einmal aufgeklappt und man hat den Käferkörper.

Durchführung: Käfer gemäß der Anleitung basteln. Unterseite der Käfer mit Klebstoff auf die Pappe kleben, mit dem Filzstift Beine und Kopf dranmalen. Da die Flügel nicht angeklebt werden, wirken die Käfer richtig plastisch. Unter den Flügeln ist Platz für eine kleine Aufgabe. – Der Spielplan kann gut gemeinsam mit Kindern hergestellt werden.

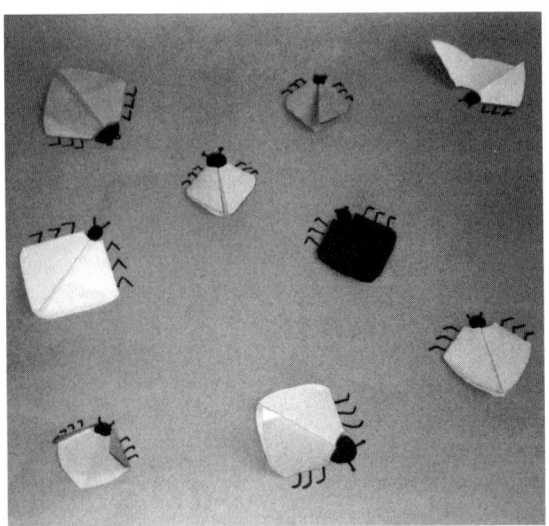

Papprollen-Indianer

Material: Toilettenpapierrollen, Tusche, Pinsel, Wasser, Klebstoff, Tonpapierreste, Schere, Federn

Durchführung: Papprollen anmalen und trocknen lassen. Entweder Gesicht dann aufmalen oder aus Tonpapier ausschneiden und aufkleben. Nun Haare rund um die Rolle ankleben und eine Feder ankleben.

In den Papprollen können z. B. Mumoaufgaben versteckt werden.

Graf Wackelzunge

Material: Toilettenpapierrollen, Tusche, Pinsel, Wasser, Klebstoff, Filzstifte, schwarze und braune Tonpapierreste, Schere

Durchführung: An einer Seite wird etwas weniger als die Hälfte der Röhre ausgeschnitten, am oberen Rand müssen ca. 3 cm stehenbleiben. Dem

Ausschnitt gegenüber werden zwei Löcher übereinander geschnitten, durch die die Kinder später Daumen und Zeigefinger stecken können. Nun werden die Rollen in einer Hautfarbe angemalt; trocknen lassen. Dann Gesicht aufmalen. Für die Frisur wird oben ein Stück überstehendes Tonpapier aufgeklebt. Überstand einschneiden und nach unten knicken. Wenn man nun die Finger durch die Löcher steckt, erwacht Graf Wackelzunge zum Leben und kann witzige Sachen vormachen!

Materalien

Grundausstattung für eine "Mumo-Kiste"

Folgende Materialien haben sich als Grundausstattung bewährt:

– Strohhalme (in verschiedenen Stärken)
– Watte
– Federn (auch bunte aus dem Bastelbedarf)
– Aquariumschläuche mit verschiedenen Durchmessern
– Konfetti/Luftschlangen
– Bastelkugeln
– kleine Plastikautos
– Zauberkerzen ("magic candles")
– Tischtennisbälle
– Luftballons
– Windräder (verschiedene Farben und Größen)
– Korken/Nußschalen
– Spatel
– Magneten in unterschiedlicher Größe
– kleine Spiegel
– Kronkorken
– Knöpfe
– "Garliner-Gummiringe"
– leere Filmdosen
– Schaschlikspieße
– Eßbares:
  Salzstangen
  Salzbrezeln
  Oblaten
  Gummibärchen
  Brausepulver
  Schokostreusel (oder Sesam, Leinsamen)
  Studentenfutter

Zusätzlich wird immer mal wieder benötigt und ist sicher in Reichweite:
- Kleber/Kleister
- Kreppband
- Tonpappe
- Papiersortiment
- Fäden
- Schere
- Büroklammern
- Buntstifte/Tuschkasten
- Würfel (Farb-, Dreier-Würfel)
- Streichhölzer
- Tesafilm
- weitere Eßsachen

Kopiervorlagen (siehe S. 127)

Bücher zur Praxis

Bergström, G. (1984): Du siehst Gespenster, Willi Wiberg. Oetinger, Hamburg
Cuno, S. (Hrsg.) (1989): Mein großes Bastelbuch. Ravensburger Otto Maier, Ravensburg
Gollwitz, G. (1987): Sprechspiele für Näsler. Giselher Gollwitz Selbstverlag, Regensburg
Heine, H. (1992): Freunde. Middelhauve, Köln
Hoffmann, K. W. (1983): Wenn der Elefant in die Disco geht. Otto Maier, Ravensburg
Holtz, A. (1989): Fingerflohmarkt und Zungenbasar. Kinders-Verlag, Ulm
- (1990): 1. Ulmer Mumo-Theater. Kinders-Verlag, Ulm
Kreusch-Jacob, D. (1983): Das Liedmobil. dtv-junior, München
- (1987): Da hüpft der Frosch den Berg hinauf. Ellermann, München
Lobe, M. (1988): Das kleine Hokuspokus. In: Spielen und lernen – Jahrbuch für Kinder (1991). Velber, Seelze
Moser, E. (1988): Wer küßt den Frosch? Beltz & Gelberg, Weinheim/Basel
Pirney, L. (1993): Kindgemäße Entspannung, Horsterpark 47, B-4731 Lichtenbusch, Belgien
Rosen, M. (1989): Wir gehen auf Bärenjagd. Sauerländer, Aarau/Frankfurt/M.
Röttgen, G. (1993): Spielerlebnisse zum handelnden Spracherwerb. Borgmann, Dortmund
Sendak, M. (1967): Wo die wilden Kerle wohnen. Diogenes, Zürich
Struck, V. (1990): Sprechwerkzeugkiste. Steiner, Leverkusen
Uebe, I. (1988): Finettchen Fledermaus. In Weidenbach, J. (Hrsg.): Das große Lesewöwen-Geschichtenbuch. Loewes, Bindlach, 225 – 227
Vopel, K. (1989a): Im Wunderland der Phantasie. ISKO-Press, Hamburg
- (1989 b): Zauberhände. ISKO-Press, Hamburg

Spiele aus dem Handel

"Jeux de visages", nathan Verlag
"Händelotto", nathan Verlag
"Max Mümmelmann", Ravensburger
"Mimix", Schmid
"Puste mal", Finken
"Mimes", nathan Verlag
"Das Geisterschloss", Schmid
"Froschhüpfen", Schmid
"Tactilo", nathan
"Hasch mich!", HaBa
"Luftrüssel", Wehrfritz Gmbh
"Lokomotiv-Pfeife", Wehrfritz GmbH
"Magic Ball", Wehrfritz GmbH
"Luftballon-Autos", Wehrfritz GmbH
"Japanbälle", Spielwarenladen
diverse Blasespiele, Wehrfritz GmbH
"Mimürfel", erhältlich im Spielwarenhandel
"Magic-Candles", erhältlich in der Abteilung Scherzartikel in diversen Geschenke-
läden

Bezugsadressen

Stereognoseförmchen:
Dentalkeramisches Labor Helga Leonhardt
Bavariaring 11, 80336 München

Logodrache:
Der Rabe, Spielwarenhandel, Residenzstr. 42, 13409 Berlin, ca. DM 55,–

Sitzmaus:
Firma Prüfrock, Schottstr. 42, 10365 Berlin

Handpuppen:
Folkmanis, Stilbruch-Handspielpuppen, Dieburgerstr. 56, 64287 Darmstadt

Gummiringe, Federwaage:
rocky mountain orthodontics, Postfach 33 03 09, 40436 Düsseldorf

Literatur

Affolter, F. (1990): Wahrnehmung, Wirklichkeit und Sprache. Neckar-Verlag, Vil-
lingen-Schwenningen
Ayres, J. (1984): Bausteine der kindlichen Entwicklung. Springer, Berlin/Heidel-
berg/New York/Tokyo
Berndsen/Berndsen (Hrsg.) (1991): Neuromotorische Koordinationsstörungen und
Auswirkungen auf die orofaciale Muskulatur. 9. Europäischer Kongreß für myofunktionelle Therapie. Peter Lang, Frankfurt

Bigenzahn, W. et al. (1989): Orofaciale Dysfunktionen im Kindesalter. Der Sprach-
heilpädagoge 21/2, 22-37

Böhme, G. (1983): Klinik der Sprach-, Sprech- und Stimmstörungen. Gustav Fischer, Stuttgart

Castillo-Morales, R. (1991): Die orofaciale Regulationstherapie. Pflaum, München

Clausnitzer, R. u. V. (1989): Die Rolle der Zungenbewegung in der interdisziplinären
Behandlung von oralen Dysfunktionen, Dysgnathien und Sigmatismen. Praxis
der Psychomotorik 3, 115f, 145f

Dahan, J. (1985): Orale Wahrnehmung und Motorik. Fortschritte in der Kieferor-
thopädie 6, 442 – 460

Dennison, P. E. (1984): Befreite Bahnen. Freiburg

Franke, U. (1993): Artikulationstherapie bei Vorschulkindern. 3. Auflage. Ernst
Reinhardt, München/Basel

Freiesleben, D. (1990): Die Myofunktionelle Therapie als unterstützende Maßnah-
me in der Sprachtherapie. Die Sprachheilarbeit 35, 23 – 29

Frey, H. (1989): Kommunikation nichtsprechender körperbehinderter Kinder. In
Fröhlich, A. (Hrsg.): Kommunikation nichtsprechender körperbehinderter Kinder. Verlag modernes leben/Borgmann, Dortmund, 171 – 186

Funke, K. et al. (1991): Entwurf eines Diagnostikbogens zur logopädischen Be-
funderhebung bei myofunktionellen Dysfunktionen. Unveröffentlichte Jahres-
arbeit, Berlin

Garliner, D. (1989): Myofunktionelle Therapie in der Praxis. Dinauer, Germering

Geschwind, N. (1987): Die Großhirnrinde. In: "Gehirn und Nervensystem". Spek-
trum der Wissenschaft: Verständliche Forschung, 113 – 120

Hahn, V. (1988): Myofunktionelle Therapie. Profilverlag, München

Kesper, G., Hottinger, C. (1993): Mototherapie bei sensorischen Integrationsstö-
rungen. 2. Auflage. Ernst Reinhardt, München/Basel

Kittel, A., Jenatschke, F. (1984): Myofunktionelle Therapie bei Dysfunktion der
Zungen-, Kiefer- und Gesichtsmuskulatur. Stimme-Sprache-Gehör 8, 113 – 116

Lleras, B. (1993 a): MFT kann auch Spaß machen. In: Forum Logopädie 1, 11 – 13
– (1993 b): Tasten, Schmecken, Riechen. L.O.G.O.S. interdisziplinär 1, 32 – 34

Lodes, H. (1987): Atme richtig. 3. Auflage. Goldmann, München

Mrochen, S. (1989): Überlegungen zum Beitrag personenzentrierter Kinderpsychotherapie für Nicht-Psychotherapeuten. GWG-Zeitschrift 75, 192 – 193
– (Hrsg.) (1993): Die Pupille des Bettnässers. Carl Auer, Heidelberg

Papousek, H. u. M. (1990): Frühe Kommunikation, soziale Integration. Beschäfti-
gungstherapie und Rehabilitation 3, 189-194

Rogers, C. (1987): Die klientenzentrierte Gesprächspsychotherapie. Fischer, Frank-
furt/M.

Schalch, F. (1984): Schluckstörungen und Facialislähmungen. Gustav Fischer,
Stuttgart/New York

Schmidtchen, S. (1989): Kinderpsychotherapie. Kohlhammer, Stuttgart

Sperber, G. H. (1992): Embryologie des Kopfes. Quintessenz, Berlin

Voss-Herlinger (1985): Taschenbuch der Anatomie. Band 1. Gustav Fischer, Stutt-
gart/New York

Wendlandt, W. (1992): Sprachstörungen im Kindesalter. Georg Thieme, Stuttgart

Wirth, G. (1990): Sprachstörungen, Sprechstörungen und kindliche Hörstörungen.
Deutscher Ärzte Verlag, Köln

Kopiervorlagen

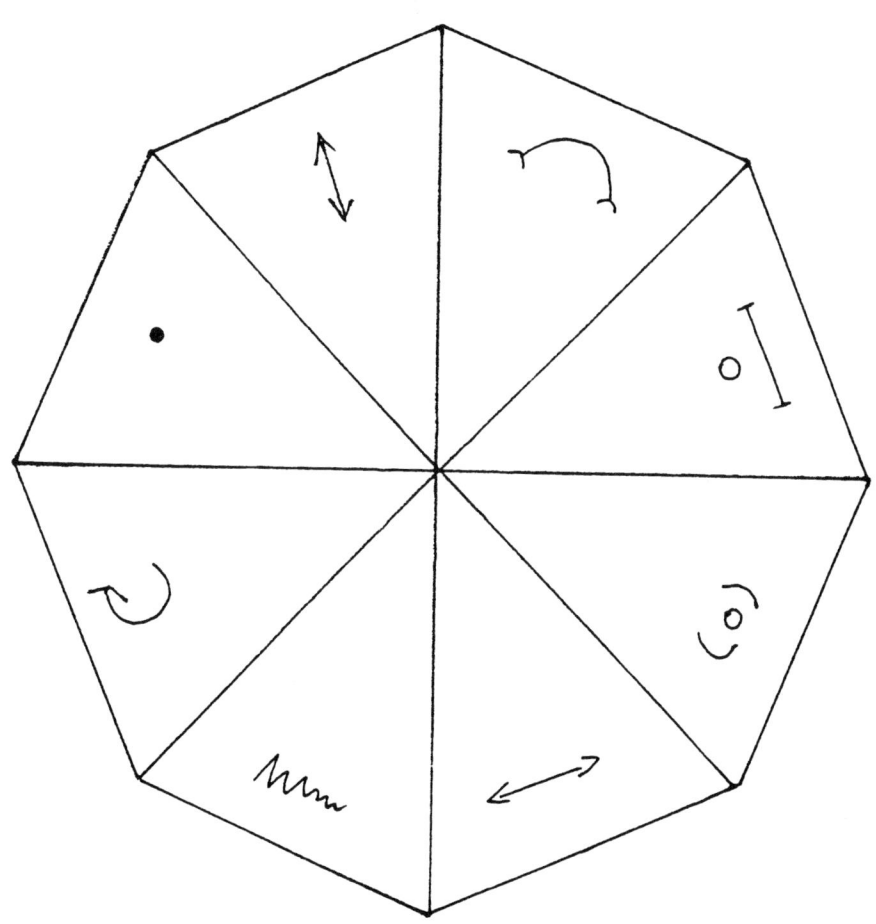

Mundmotorik-Kreisel
Kreisel kopieren, auf Karton kleben, in der Mitte mit einem
Streichholz durchbohren.

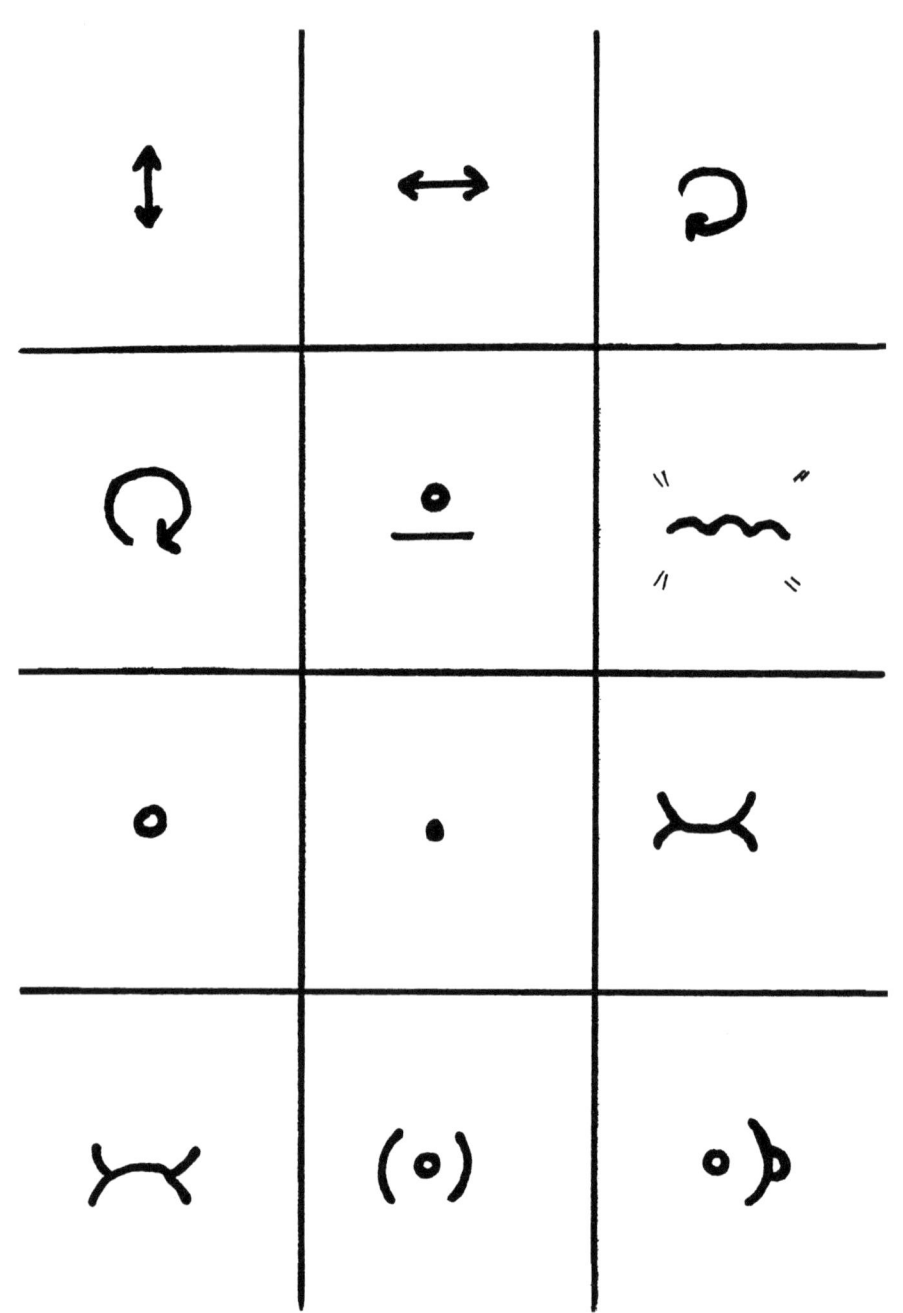

Mumo-Signale

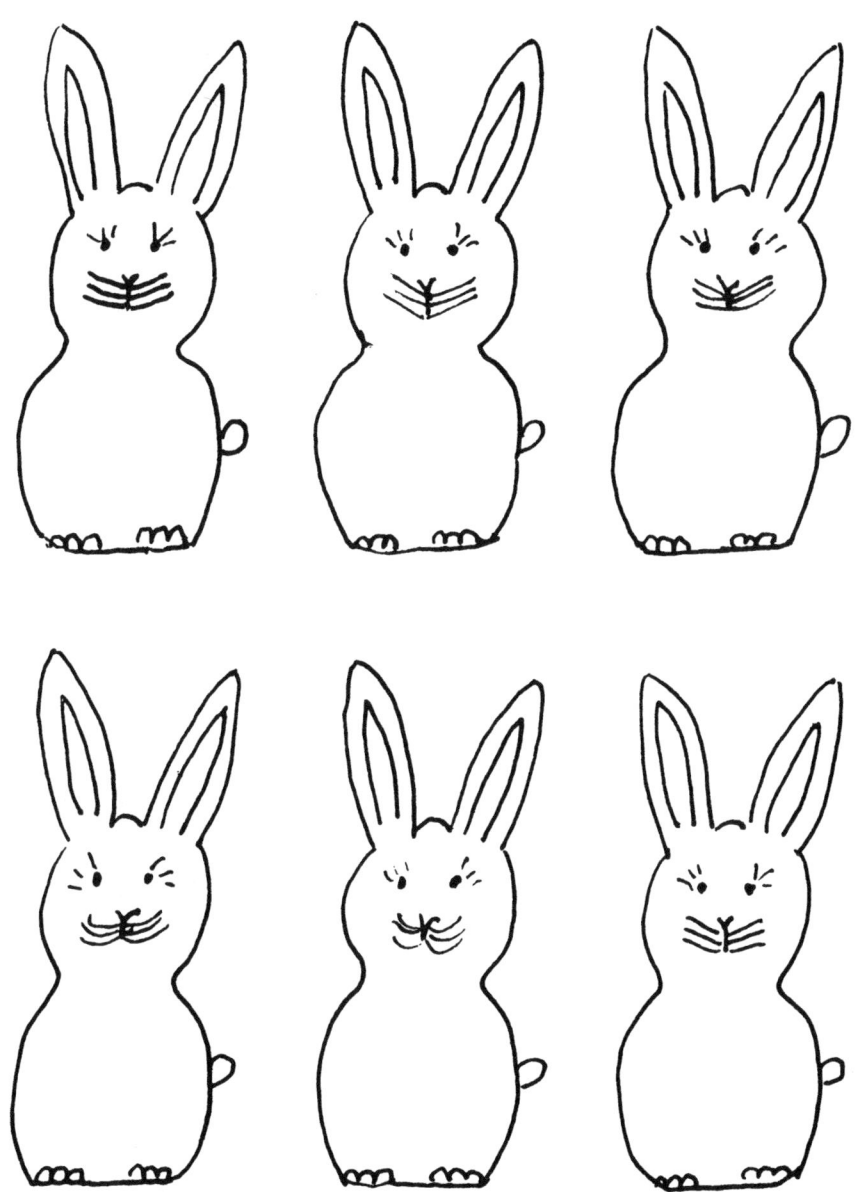

Mumo-Hasen

Vorlage kopieren, jedem Hasen eine Mumo-Aufgabe anmalen,
Karten herstellen.

Mumo-Schneemänner

Vorlage kopieren und Mumokarten herstellen.

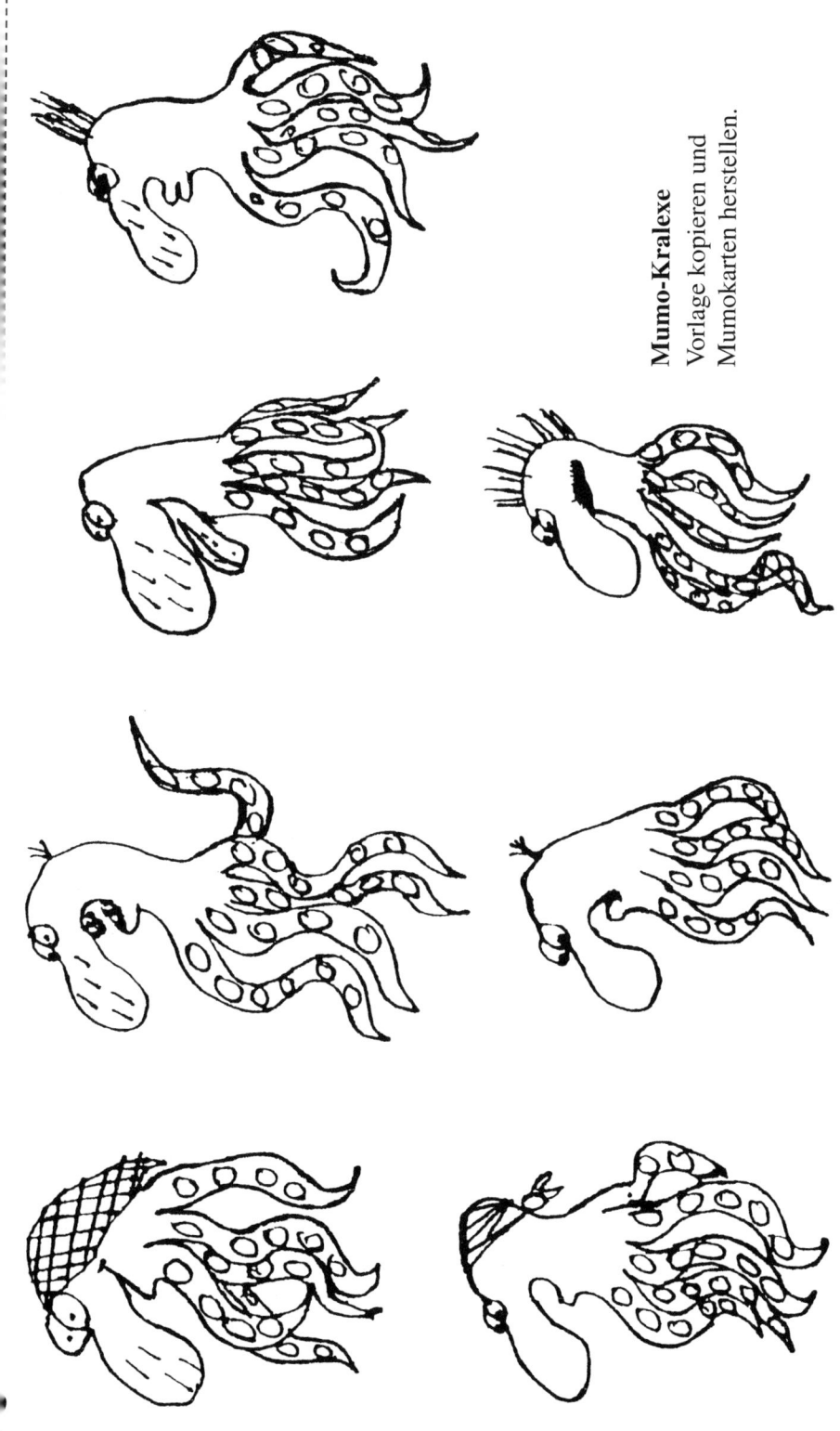

Mumo-Kralexe
Vorlage kopieren und
Mumokarten herstellen.

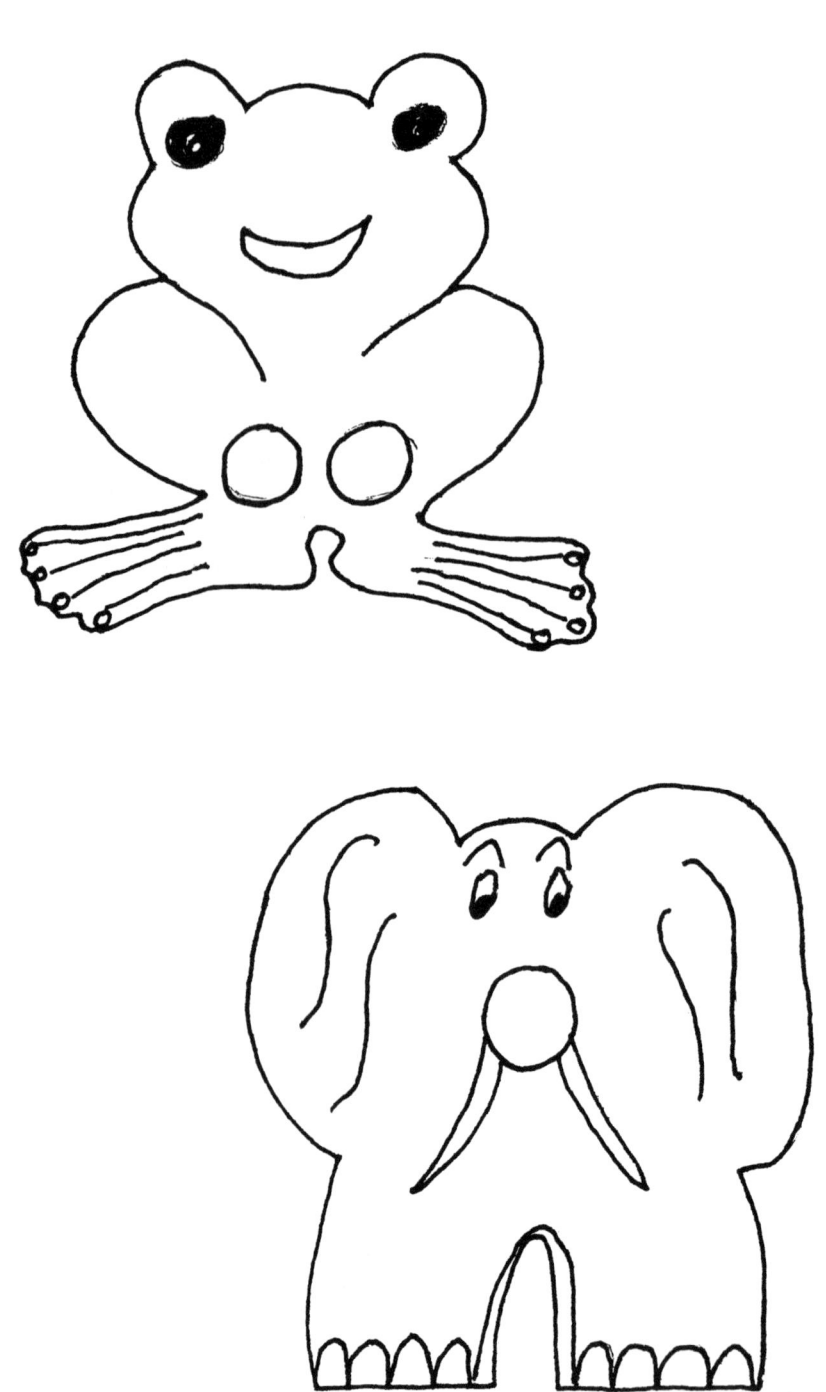

Vier Fingerfiguren

Kopieren, anmalen, ausschneiden.
Durch die Löcher können Finger
gesteckt werden, die die Figuren
zum Leben bringen.

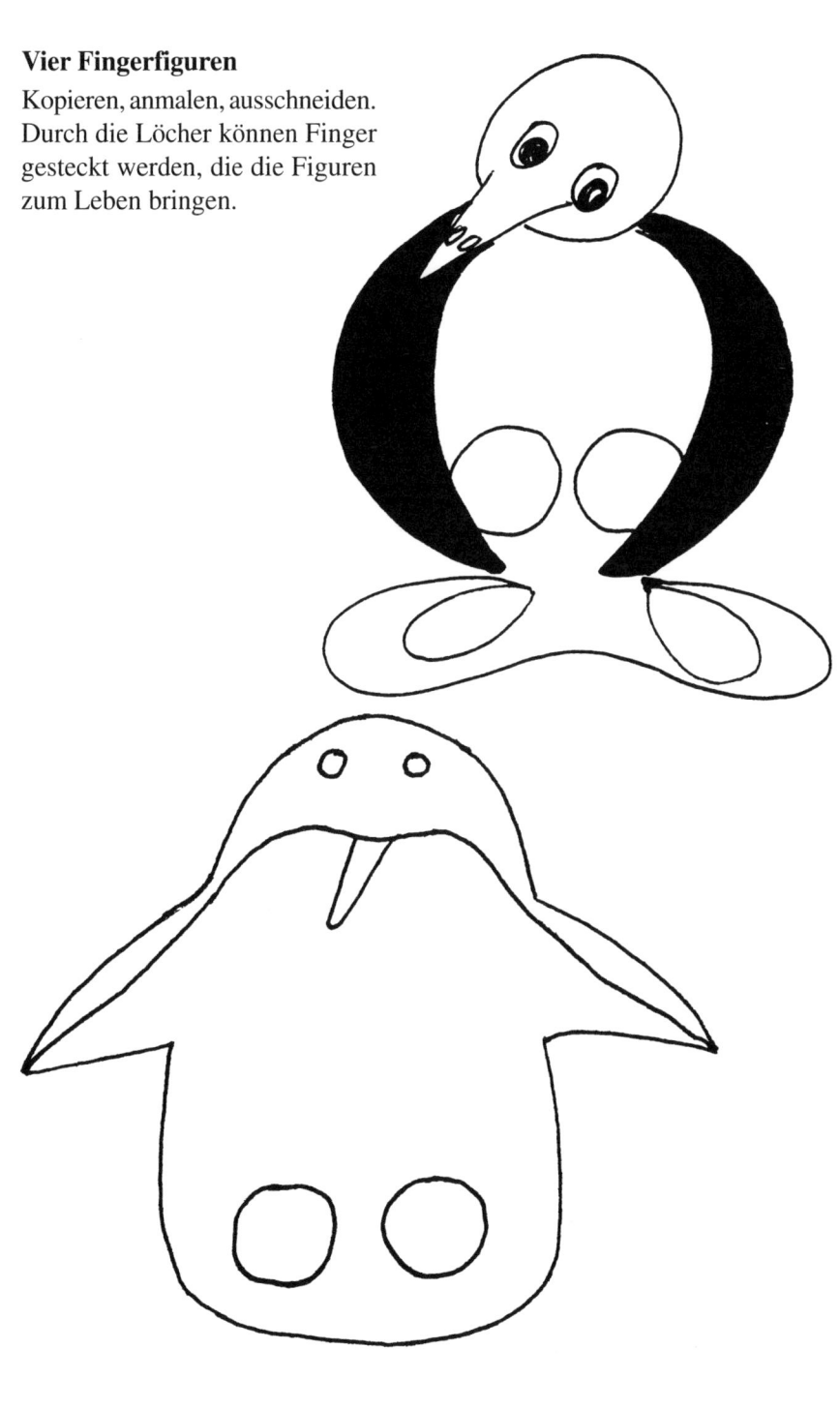

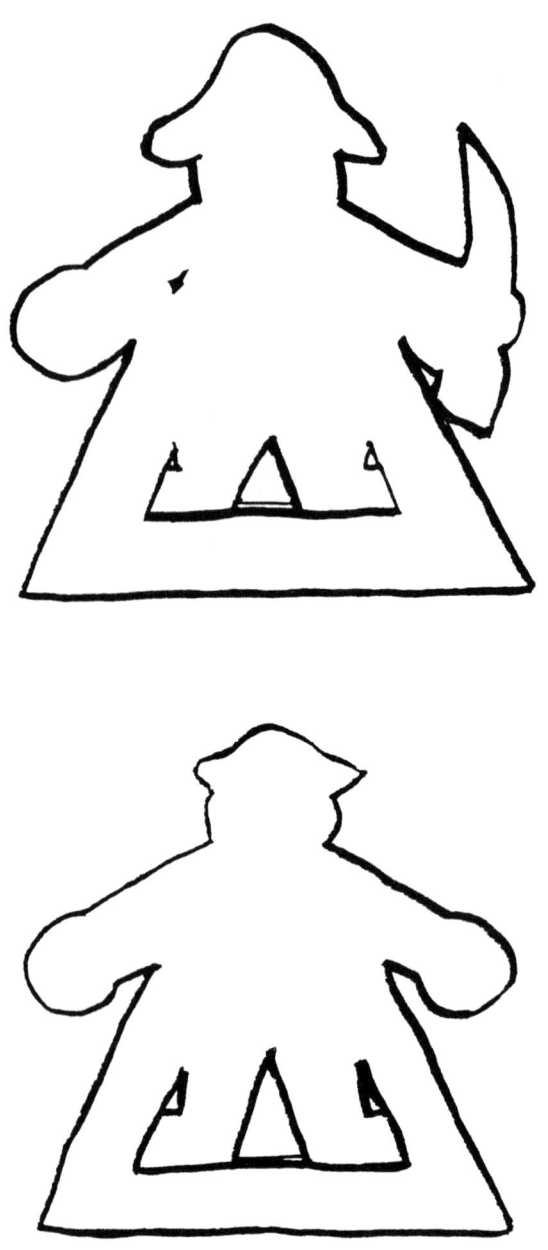

Pustefiguren

Kopieren, anmalen, auf Pappe kleben, umknicken,
über eine glatte Fläche pusten.

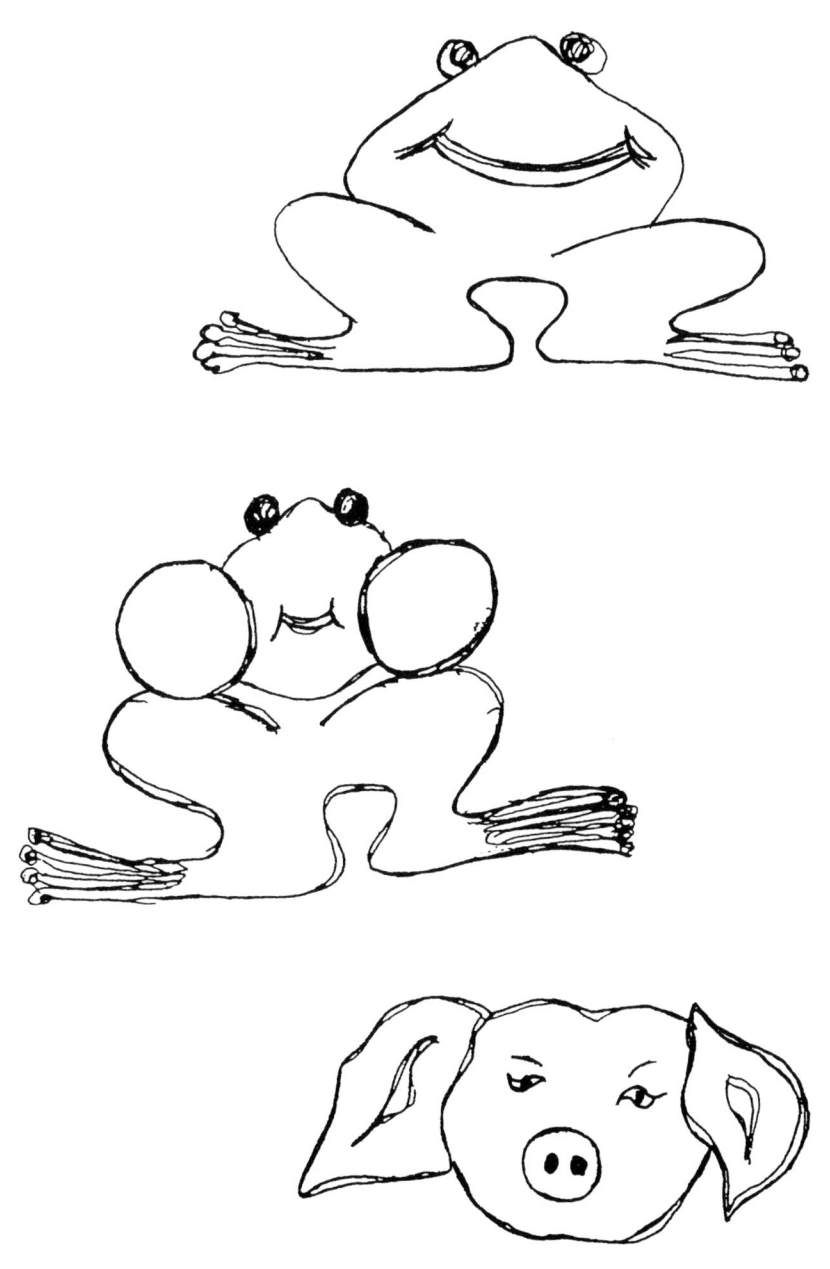

Weitere Tiere und Clownsgesichter

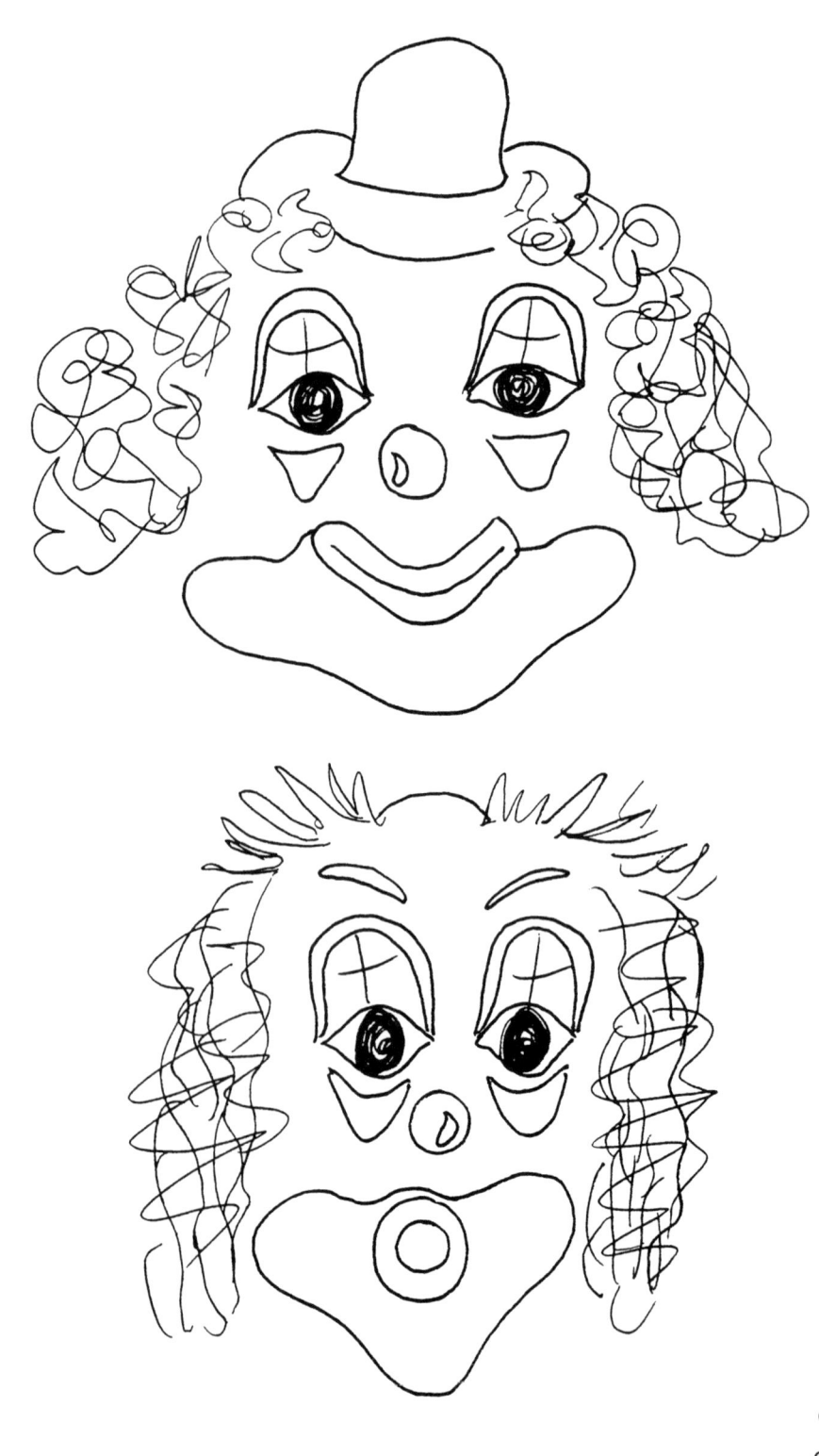

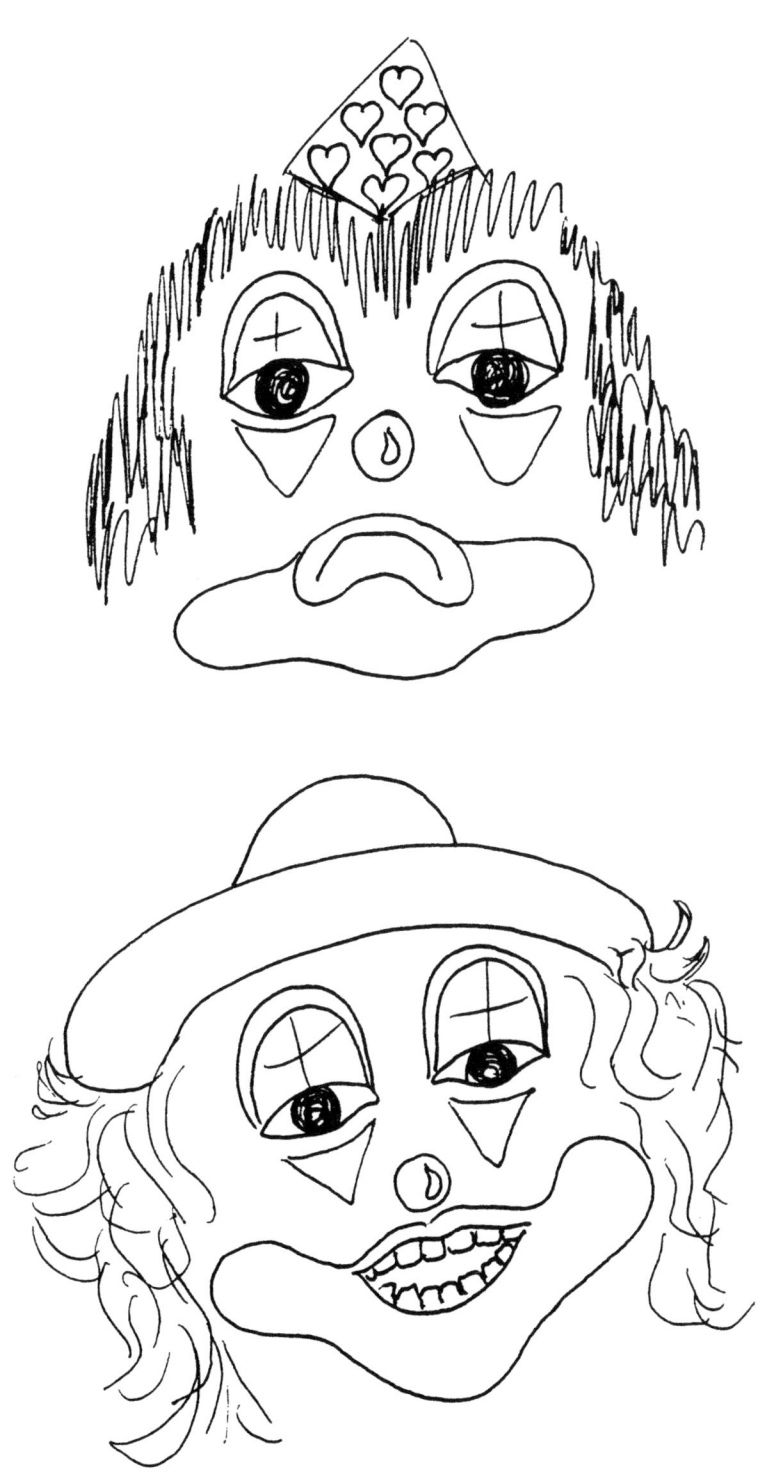

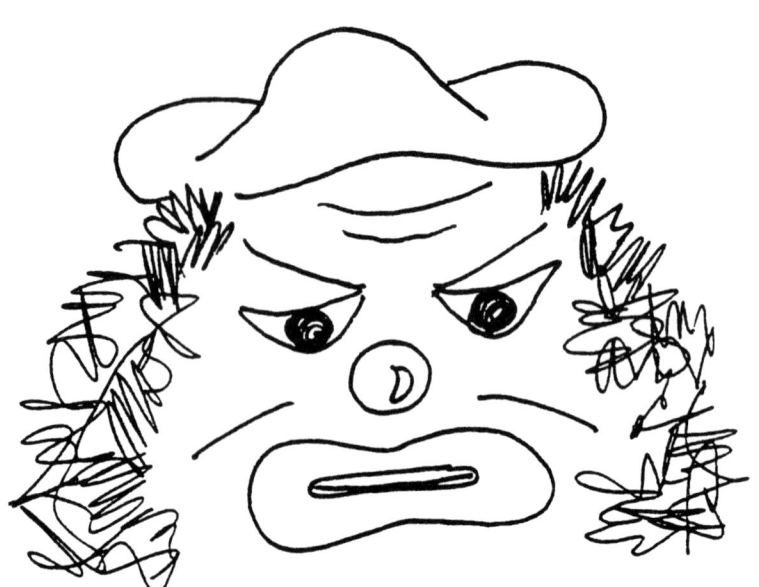

Notizen

Notizen

Notizen

Notizen

Ulrike Franke
Logopädisches Handlexikon
5., neubearbeitete Auflage 1998. 254 Seiten. 37 Abb., 26 Tab. Kart.
(UTB 3-8252-0771-4)

In mehr als 4000 Stichwörtern findet der Leser in diesem Band nicht nur
Definitionen aus den Hauptsäulen der Logopädie, Medizin, Psychologie
und Pädagogik, sondern auch aus angrenzenden Wissenschaften, wie z. B.
Sprachwissenschaft, Soziologie, Physik u. a. Damit steht ein Nachschlage-
werk für die theoretische und praktische Arbeit mit sprach-, sprech-, rede-,
stimm- und hörgestörten Menschen zur Verfügung. Es ist eine notwendige Ergänzung der Fachliteratur für Logopäden, Phoniater und HNO-
Ärzte, Behindertenpädagogen, Psychologen und Therapeuten aus den ver-
schiedensten Richtungen, sowie Studierende und Auszubildende in diesen
Bereichen.

Ulrike Franke
Artikulationstherapie bei Vorschulkindern
Diagnostik und Didaktik
3., erweiterte Auflage 1993. 174 Seiten. 40 Abb. Kart.
(3-497-01304-8)

Dieses erfolgreiche Arbeitsbuch bietet eine Fülle von Anregungen und Sichtweisen für die Artikulationstherapie mit Vorschulkindern. Es wendet sich
an Therapeuten, die neue Anregungen und Sichtweisen in der Arbeit mit
stammelnden Vorschulkindern benötigen. Sie sollen Wege finden, mit deren Hilfe die Dyslalietherapie kein langweiliges, stures Üben ist, sondern
Kind und Therapeuten Spaß macht. Der erste Teil enthält Kapitel zur Diagnostik, zur Indikation, verschiedene theoretische Ansätze sowie didakti-
sche und psychologische Anmerkungen. Der zweite Teil ist ganz der Pra-
xisausführung gewidmet. Erstmals in dieser dritten, erweiterten Auflage
werden die Grundlagen der Myofunktionellen Therapie an Praxisbeispie-
len erläutert. Themengebundene Wortlisten beschließen dieses Arbeitsbuch.

Ernst Reinhardt Verlag München Basel

Stephan Baumgartner, Iris Füssenich
(Hrsg.)
Sprachtherapie mit Kindern

Grundlagen und Verfahren
Verfaßt von S. Baumgartner, C. Crämer, F. M. Dannenbauer,
I. Füssenich, D. Hacker und G. Schumann

3. Auflage 1997. 363 Seiten. 15 Abb. Kart. (UTB 3-8252-1714-0)

Sprachauffälligkeiten bei Kindern sind ein häufiges Problem. Dieses Buch
bietet ein durchgängiges, in der Praxis erprobtes, förderorientiertes Therapie-
konzept. Behandelt werden Sprachstörungen in den Bereichen Phonologie,
Semantik, Grammatik, Sprechflüssigkeit und Schrift. Die AutorInnen stellen eine Reihe von hilfreichen Prinzipien vor, z. B. die Strukturierung kind-
gemäßer sprachlicher Lehr- und Lernsituationen und Kommunikationsbe-
zogenheit. Die Grundlinien sprachlicher Entwicklungsverläufe werden erläutert. Anhand der Darstellung entscheidender Therapieausschnitte kann
der Leser praktisches Wissen für die eigene Arbeit übernehmen.

Alois Scherer
Elternkurs: Mein Kind stottert!

1995. 175 Seiten. Kart. (3-497-01375-7)

Separat erhältlich:
Arbeitsheft zum Elternkurs "Mein Kind stottert!"

1995. 40 Seiten (3-497-01376-5)

Dieses praktische und effiziente Trainingsprogramm für die Eltern stot-
ternder Kinder ist an modernen psychologischen und pädagogischen Maß-
stäben orientiert. Die Form der indirekten Stottertherapie mit Elterngrup-
pen über zwölf Doppelstunden ist im deutschsprachigen Raum einmalig.
Eltern und StottertherapeutInnen haben oft die leidvolle Erfahrung gemacht,
daß Symptombehandlung beim Kind nicht den gewünschten Erfolg bringt.
Statt dessen werden nun die Eltern zu einem neuen Sprechen und Verhalten ihrem Kind gegenüber ermutigt. Alle zwölf Trainingseinheiten werden
systematisch vorgestellt: Vorbereitung der Kurstreffen, Ziele, Informations-
phasen, Elternberichte und -erwartungen, aktuelle Probleme, therapeutische
Konsequenzen, Übungen.

Ernst Reinhardt Verlag München Basel